「探幽论菌」话健康

解读胃癌元凶——幽门螺杆菌

主编　张学智

中国中医药出版社

·北 京·

图书在版编目（CIP）数据

"探幽论菌"话健康：解读胃癌元凶：幽门螺杆菌 /
张学智主编 . —北京：中国中医药出版社，2020.4
ISBN 978-7-5132-6088-6

Ⅰ .①探… Ⅱ .①张… Ⅲ .①幽门螺旋菌—螺杆菌感
染—问题解答 Ⅳ .① R573.6-44

中国版本图书馆 CIP 数据核字（2019）第 296956 号

中国中医药出版社出版

北京经济技术开发区科创十三街 31 号院二区 8 号楼
邮政编码 100176
传真 010-64405750
河北品睿印刷有限公司印刷
各地新华书店经销

开本 880×1230 1/32 印张 7.25 字数 167 千字
2020 年 4 月第 1 版 2020 年 4 月第 1 次印刷
书号 ISBN 978 – 7 – 5132 – 6088 – 6

定价 45.00 元
网址 www.cptcm.com

社 长 热 线 010-64405720
购 书 热 线 010-89535836
维 权 打 假 010-64405753

微信服务号 zgzyycbs
微商城网址 https://kdt.im/LIdUGr
官方微博 http://e.weibo.com/cptcm
天猫旗舰店网址 https://zgzyycbs.tmall.com

如有印装质量问题请与本社出版部联系（010-64405510）

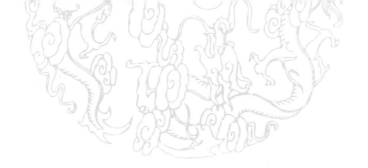

编 委 会

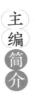 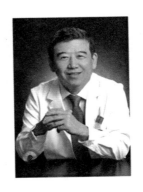

张学智

教授，主任医师，博士生导师

北京大学中西医结合研究所所长

北京大学第一医院中医、中西医结合科主任

北京大学国际医院中医科主任

中国医师协会中西医结合医师分会副会长／综合医院委员会主任委员

北京中医药学会副会长／临床药学专业委员会主任委员

中国中医药研究促进会消化整合医学分会副会长兼秘书长

中华消化心身联盟北京市委员会副主任委员

北京首届群众喜爱的中青年名中医

"敬佑生命·2017荣耀医者"中华医药贡献奖获得者

致力于幽门螺杆菌感染相关疾病的中西医结合诊治研究，擅长幽门螺杆菌感染中西医结合根除治疗、慢性胃炎及萎缩性胃炎的中医药治疗，以及内分泌代谢疾病、老年病的中西医结合诊治。先后主持国家自然科学基金、北京市自然科学基金、首都卫生发展科研专项、首都临床特色应用研究专项、北京市中医药科技项目，探讨了中药、中西医结合方案治疗幽门螺杆菌感染相关疾病的临床疗效、作用机制及优化方案，提出"幽门螺杆菌感染－炎症－湿热证"的病证结合观念。研究成果先后获得中国中医药研究促进会科技进步奖、中西医结合学会科学技术奖、华夏医学科技奖、中华中医药学会科学技术奖等 5 项成果奖励，申报知识产权 3 项。

先后作为嘉宾参加中央电视台《中华医药》栏目、北京卫视《养生堂》栏目，以"伪装在胃里的'杀手'""看得见的邪气"为主题介绍幽门螺杆菌感染防治知识，获得热烈反响。

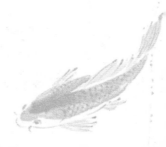

幽门螺杆菌感染——一个全球公共健康问题

自 1983 年人类成功分离培养出"未确定的弯曲杆菌"，1989 年其被正式命名为"幽门螺杆菌（Helicobacter pylori）"，至今 30 余年，研究者们从流行病学、生物学、致病机理、感染诊断和治疗等方面对幽门螺杆菌进行了深入的探究，并取得了卓越的成就。1994 年，幽门螺杆菌被世界卫生组织列为 I 类致癌因子。2005 年，瑞典皇家科学院诺贝尔奖委员会宣布将"诺贝尔生理学或医学奖"授予澳大利亚科学家巴里·马歇尔（Barry J. Marshall）和罗宾·沃伦（J. Robin Warren），以表彰"他们发现了幽门螺杆菌以及该细菌对消化性溃疡病的致病机理"。随着人们对幽门螺杆菌认识和研究的不断深入，逐渐意识到幽门螺杆菌感染已成为一个"全球公共健康问题"。

● 全球性

据统计，目前世界幽门螺杆菌感染者已达到半数以上人口。全球资料表明，发展中国家感染率高于发达国家，存在明显的地区差异，且感染率与当地的卫生状况、经济发展水平等因素相关。

我国幽门螺杆菌的总感染率为56.22%，处于世界平均水平。且近年来的调查数据表明，我国幽门螺杆菌感染率同样存在明显的地区差异：广东省感染率最低（42.01%），西藏自治区感染率最高（84.62%）。整体而言，我国内陆地区的感染率明显高于沿海地区。其中，甘肃武威、福建长乐、山东临朐是我国幽门螺杆菌感染率最高的三个地区。

● 公共性

幽门螺杆菌感染遍布全球，尽管存在一定的地区、人群差异，但由于人体自身对其并无免疫和清除能力，因而暴露于幽门螺杆菌背景下的每个人都有可能在人生的不同阶段与之"邂逅"。毫无疑问，幽门螺杆菌感染已成为全球人群不得不面对的公共健康问题。

随着流行病学研究的进展，研究者们逐渐发现幽门螺杆菌感染率的高低主要与地区经济、卫生状况相关。全球范围内，社会经济发展水平较高的地区如欧洲、北美洲感染率均较低，非洲、亚洲的感染率则相对更高；区域范围内，我国东部及东南部沿海地区近年来幽门螺杆菌感染率已呈下降趋势，而中西部欠发达地区感染率仍维持在较高水平；人群范围内，我国中老年患者幽门螺杆菌感染率较高，而青少年人群中的感染率已较以往有所下降。可见，尽管个人对于幽门螺杆菌难以产生免疫力，但通过社会经济、卫生、教育水平的整体提升，在人群和地区层面能够有效控制幽门螺杆菌的传播和流行。从公共卫生层面，能够使得更多的人群获益。

因此，幽门螺杆菌的防治不应局限于个体，更应放眼于群体和地区，公共健康问题也应从公共层面来寻找整体防治策略。

● **健康性**

目前认为，所有幽门螺杆菌感染者几乎都存在慢性活动性胃炎，即幽门螺杆菌胃炎。幽门螺杆菌感染诱发的炎性反应与胃黏膜萎缩和（或）肠化生发生、发展密切相关，是引起慢性萎缩性胃炎→肠上皮化生→异型增生→胃癌这一疾病发展过程的重要使动因素。我国是胃癌的高发国家，且胃癌发现多为晚期，预后较差。早期的幽门螺杆菌根除可降低胃癌的发生率。因此，幽门螺杆菌感染成为预防胃癌最重要可控的危险因素。此外，幽门螺杆菌感染与消化性溃疡、幽门螺杆菌相关消化不良、胃黏膜相关性淋巴样组织淋巴瘤的发生、发展均存在明确的相关性。

越来越多的临床研究证据显示，幽门螺杆菌感染所引发的健康问题不仅局限于消化系统疾病，还与其他多系统疾病相关，如不明原因的缺铁性贫血、特发性血小板减少性紫癜、维生素 B_{12} 缺乏症等。

面对幽门螺杆菌感染的全球性、公共性和健康性，进而引发了哪些问题呢？

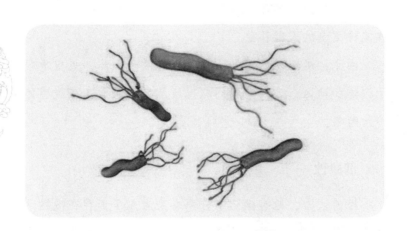

● 问题一：发病还是不发病？

幽门螺杆菌感染引起的感染性胃炎和消化性溃疡，符合一般细菌感染的特点，即感染和发病都是有特定条件的，除了基因多态性、菌株多态性，还与个体的免疫功能有关。所以，多数感染者即使长期存在幽门螺杆菌感染，却并没有表现出临床症状和并发症。对于感染与临床症状、疾病转归的个体差异，专家们给出了四个可能解释：
①菌株不同：感染菌株基因型的潜在致癌能力不同，也就是说幽门螺杆菌的菌毒性存在差异性；②免疫力不同：即人种之间的免疫系统差异会导致发病率不同；③生活习惯不同：用餐习惯、食物摄入的均衡性，尤其是富含抗氧化微量元素的食物摄入量存在地区差异，可能是导致地区间幽门螺杆菌感染和相关疾病发生率不同的原因之一；④遗传易感性不同：据估计，约90%非贲门部胃癌发生与幽门螺杆菌感染相关，遗传因素在1%～3%的遗传性弥漫性胃癌中起决定作用。

- ● 问题二：传染还是不传染？

　　幽门螺杆菌能够在人与人之间传播这一观点已毫无争议。2015年发布的《幽门螺杆菌感染胃炎京都全球共识》（简称京都共识）首次将其列为传染性疾病（infectious disease），引起全球消化学界瞩目。此后，欧洲幽门螺杆菌及微生态学组（European Helicobacter and Microbiota Study Group and Consensus panel）发布了第五版《幽门螺杆菌感染处理—马斯特里赫特/佛罗伦萨共识》，认同了这一观点。2017年，我国《第五次全国幽门螺杆菌感染处理共识报告》在南昌发布，同样指出"幽门螺杆菌胃炎不管有无症状和（或）并发症，都是一种感染性疾病，根除治疗对象可扩展至无症状者"。这就需要我们从传染源、传播途径、易感人群这三个方面入手，从而减少疾病带来的危害。

● **问题三：根除还是不根除？**

幽门螺杆菌感染是胃癌预防中最重要的可控危险因素。国外指南推荐对于感染者实行"检查和治疗"策略，即对于所有无报警症状的感染者均进行根除治疗。京都共识更是旗帜鲜明地指出对于所有检测出的感染者均应给予根除治疗，除非存在抗衡因素。我国是否需要开展广泛的筛查，临床医生是否对于所有感染者均进行根除治疗？《第五次全国幽门螺杆菌感染处理共识报告》给出了答案：考虑我国幽门螺杆菌感染率高，目前很多治疗方案相对根除率降低，社会经济负担较大，以及大面积根除治疗带来的继发性耐药增加等因素，因此，尚不建议对所有检出的感染者进行根除治疗，而是仍然提出了根除治疗指征，以此对每个患者的风险－获益比进行评估，最大限度地提高根除获益而减少治疗所带来的风险。

另外，对于特殊人群，如儿童、孕妇及老年感染患者的治疗更应当采取谨慎的态度，"一经发现，格杀勿论"的激烈对抗手段在这些人群中所带来的风险往往更高，如药物不良反应、菌群失调、肝肾功能损伤等。因此，根除还是不根除，并不是一边倒的绝对性问题。

● 问题四：中医还是西医治疗？

对付细菌感染的武器首当其冲便是各种类型的抗生素。幽门螺杆菌感染的治疗也经历了从单一抗生素到现今两种，乃至三种抗生素出现在一个治疗方案中的变迁。但由于幽门螺杆菌习性、定植环境的特殊性，多年来有效的抗生素种类并没有显著增加，依然是常用几种药物的反复组合，新的抗幽门螺杆菌特效抗生素的研究尚未见到曙光。

近年来，以中医药为代表的传统医学在幽门螺杆菌的治疗中越来越受到重视。中医尽管没有与幽门螺杆菌直接对应的单一概念，但其邪气致病理论、邪气从化理论等却和幽门螺杆菌与人体的关系、感染者存在不同转归的特点不谋而合。中医药采用天然药物，取材广泛，资源丰富，复方成分往往具有多靶点优势，成为治疗幽门螺杆菌药物研发的新出口。

因此，中西合璧、优势整合无疑是当下幽门螺杆菌治疗的新亮点、新路径。排斥中医、惧怕西药副作用都不是最理想的选择。尤其对于临床中反复治疗失败的患者，充分发挥中西医优势，克服治疗困难，才能最终使广大患者受益。

● 问题五：预防还是治疗？

2015 年京都共识才首次提出幽门螺杆菌感染为传染性疾病，以往并未受到大众的重视，因而在诊治策略中也以根除治疗为主，普通群众对幽门螺杆菌的知晓以及医护人员的宣教工作相对较薄弱。随着社会发展，人们对健康管理的需求增加，幽门螺杆菌在相对"沉寂"了若干年后，近年来越来越被人们所关注，一些体检机构的常规项目中也出现了呼气试验、幽门螺杆菌血清抗体等检测。面对越来越多的被检出者和随之而来的困惑，广大医师逐渐认识到科学普及幽门螺杆菌知识、减少其在人群中的传播越来越重要。

可以说，防治并重是当下应对幽门螺杆菌感染的重要举措。一方面，医生、卫生部门应加强宣教，提高普通人群的卫生意识，减少可能的传播途径；另一方面，对治疗期间的感染者采取合理的与亲密生活者之间的餐具隔离等措施，可在一定程度上控制传染来源；此外，对于高感染率、卫生欠发达地区人群，以及经常暴露于公共聚餐等高风险环境的人群采用适当的增强胃黏膜屏障治疗，如中医中药扶正健脾、西药黏膜保护等，可达到初步的保护易感人群的目的。本书的预防篇、生活篇，就患者最关心的问题进行了解答，以期能够帮助广大患者和担心今后感染的健康人群采取合理的预防手段。

● 问题六:"同归于尽"还是"与狼共舞"?

幽门螺杆菌作为一种致病微生物,过去始终站在人体健康的对立面。自其发现至今,我们与幽门螺杆菌之间便是一部"斗争史"。怎样最有效率地将其从体内根除成为摆在患者和医生面前的头等大事。抗生素种类升级、PPI(质子泵抑制剂)剂量升级、根治方案疗程升级,我们不断增强抗菌的武器,但与此同时幽门螺杆菌也在改变着自己,以抵御高级别、复杂治疗方案对其的杀灭作用。或许在不久的将来,细菌未被赶尽杀绝,人们将因为无法耐受更强有力的治疗方案而束手无策。

近年来随着研究的推进,以及对根除治疗经济-风险-获益的考量,是否无休止地斗争下去已经成为不少专家开始思考的问题。其一,胃癌是多因素疾病,尽管幽门螺杆菌是 I 类致癌原,但与其直接相关的胃癌发病率不到1%;其二,研究显示,幽门螺杆菌感染并非一无是处,对于某些人群而言可能具有一定的保护作用,如支气管哮喘、过敏性疾病、胃食管反流等患者,根除治疗可能会引起其他疾病的风险增加;其三,相当一部分患者感染后并无症状,胃黏膜也并不产生显著损害,强制根除带来的获益需要仔细评估等。

因此,对于有明确指征的患者进行根除治疗,而对于根除指征尚不明确、获益并不十分显著的人群在仔细分析风险－获益比的同时，或许可以通过科学宣教疏解患者的恐惧心理，"与狼共舞"——维持与幽门螺杆菌的相对和平关系或保护胃黏膜不受进一步的侵害，也是一种治疗策略。

● 问题七：治疗突破还是瓶颈？

在幽门螺杆菌感染治疗的发展史中，曾有数次重大突破。早在1984年，幽门螺杆菌分离培养之初，人们就发现其对抗生素存在敏感性，因此，在根除治疗中，抗生素一直扮演着"中坚力量"，沿用至今。此后，多种抗生素、抑酸剂、胃黏膜保护剂相继"登上舞台"，并在1995年确立了经典的"铋剂四联"根除治疗方案。但在随后的1996年，因"标准克拉霉素三联方案"疗效高、服用药物少、不良反应率低，而一跃成为一线方案。

然而，抗生素是一把双刃剑，这一点在幽门螺杆菌感染的治疗发展中同样得到了印证——幽门螺杆菌抗生素耐药性已成为根除治疗的"瓶颈"。

2009—2014年，世界范围内幽门螺杆菌耐药率统计结果显示，主要抗生素耐药为甲硝唑（47.22%），克拉霉素（19.74%），左氧氟沙星（18.94%），阿莫西林（14.67%），四环素（11.70%）。其中，甲硝唑、阿莫西林、四环素的耐药率非洲地区较高，而克拉霉素、左氧氟沙星的高耐药率则主要发生于北美和亚洲地区。《第五次全国幽门螺杆菌感染处理共识报告》显示，我国幽门螺杆菌对克拉霉素、甲硝唑和左氧氟沙星（氟喹诺酮类）的耐药率呈上升趋势，此外，幽门螺杆菌对这些抗生素可发生二重、三重或更多重耐药，报道中克拉霉素和甲硝唑双重耐药率已高于25%。面对抗生素耐药率的不断升高，看似精准的治疗方案，却给研究者们带来了新的问题和挑战。

综上所述，幽门螺杆菌感染已成为全球公共健康问题，当患者、医生面对幽门螺杆菌感染检测阳性报告时，如何清晰认识、端正心态，相信读过本书能够找到答案。

本书的编写团队同西医同行一道对幽门螺杆菌感染的中医特点，以及清热化湿中药复方、荆花胃康胶丸等药物的抗幽门螺杆菌作用开展了大量深入的研究，发现了中医药在缓解症状、提高根除治疗依从性、提高根除率中的优势，也发现了单用中药尚难以同抗生素媲美的劣势，进而提出了中医药、中西医整合作为幽门螺杆菌防治新突破的理念，这在本书的相关章节中均有体现。幽门螺杆菌感染治疗将何去何从，希望这本书能与您一道解开谜团。

张学智

2020 年 1 月

探幽论菌

解读胃癌元凶——幽门螺杆菌

话健康

中医篇

诊断篇

治疗篇

目录

生活篇

预防篇

目录

展望篇

解读胃癌元凶——幽门螺杆菌

探幽论菌 话健康

认识篇

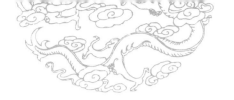

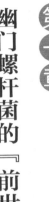

第一章

幽门螺杆菌的『前世今生』

"古老"又"年轻"的幽门螺杆菌

"古老"和"年轻"，尽管有着完全相反的含义，但用来形容幽门螺杆菌同人类的关系却十分贴切。

说其古老，是因为这一感染了全球半数以上人口的小小细菌，已同人类在地球上共存了数万年之久。研究者们通过对全球各地区人群消化道幽门螺杆菌基因分析发现，距今10万年前，晚期智人时代，就已发现幽门螺杆菌在人类宿主中存在；6万年前，人类祖先从非洲大陆迁徙至其他大陆时，便已经感染了幽门螺杆菌。可见，幽门螺杆菌伴随了现代人类发展的整个进程。然而，就是这样一个古老、广泛感染和传播的螺杆菌，直到20世纪初才真正"登上历史舞台"，在距今30年前被正式命名，并在此后对幽门螺杆菌的医学研究呈"井喷式"增长。

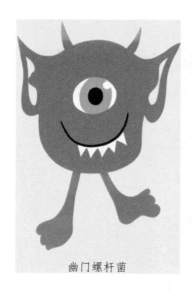

幽门螺杆菌

现代医学研究进程相较幽门螺杆菌的历史，无疑是沧海一粟，我们只不过是用30年的时间对其"匆匆一瞥"。尽管研究成果颇丰，随之出现的检查方法、治疗方案也越来越多，但幽门螺杆菌却始终难以全面根除，且有研究证实其与多种疾病的发生发展相关。

面对古老的细菌，"年轻的科学"不禁困惑，幽门螺杆菌的真实面目究竟是什么？除了单纯的"对抗"，我们有办法与其"和平共处"吗？带着一系列的疑惑，研究者们已从不同角度试图更加透彻地解析幽门螺杆菌同人类的关系。

幽门螺杆菌与人类的第一次"邂逅"

幽门螺杆菌与人类的第一次"邂逅"，是在 1979 年。澳大利亚皇家佩思医院的病理科医师 Warren 在一位患有胃炎病人的胃黏膜活体标本中，意外发现了一种呈 S 形或弧形的细菌，随后他又在其他胃炎病人的组织标本中看到了同样的细菌。敏锐的 Warren 意识到，这种细菌和慢性胃炎可能存在某些关系。可是，在当时的学术界，大家并不认同 Warren 的观点，他们认为"没有细菌能够在胃酸中得以生存"。但实习医生 Marshall 却对这一发现很感兴趣，他想："如果这种细菌和胃炎有关，那么杀菌治疗后胃炎是不是就能好转呢？"

于是，Marshall 对 1 例胃内有细菌感染的老年胃炎病人采用了抗生素治疗，杀菌后该病人的胃炎症状确实得到明显改善。Warren 和 Marshall 得到了鼓励，二人便开始合作，并试图将这种细菌从胃黏膜中培养分离出来。一次培养失败了，

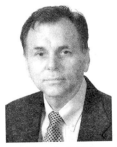
Marshall BJ

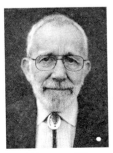
Warren JR

两次培养失败了……直至第 37 次培养，因适逢节假日延长了培养时间，他们终于在 1983 年成功培养并分离出了这种令他们着迷的细菌——这对于胃肠疾病的研究来说，是一个新的纪元。

但为了提供更确切的证据来证实幽门螺杆菌感染是胃部疾病的直接致病因素，Marshall 决定大胆地"以身试菌"。吞服细菌前，Marshall 接受了胃镜检查，并分别从不同的胃内部位留取活检组织。结果显示，胃镜、组织学和超微结构检查均正常，且未发现幽门螺杆菌感染。于是，他瞒着妻子和孩子喝下了含有大量幽门螺杆菌的培养液：服菌后第 1 天，Marshall 感到肠蠕动增加，无其他特殊不适。第 7 天开始，Marshall 出现了清晨轻微呕吐、晚餐后腹胀感、大便变软、口臭等症状。为了证实是否形成感染，Marshall 在第 10 天再次进行了胃镜检查，组织学检查及细菌培养结果均显示，Marshall 的确感染了幽门螺杆菌！第 14 天，Marshall 开始服用替硝唑治疗，服药后 24 小时，他的症状得到了完全缓解，并在 1 周后停药。随后的长期随访证实他胃内的幽门螺杆菌已被根除。

Marshall 的这一举动证实了幽门螺杆菌感染的确可以引起急性胃炎，如果不能及时进行清除或者治疗，那么急性胃炎就有可能进展为慢性胃炎。Marshall 和 Warren 因对幽门螺杆菌的开创性研究成果，荣获了"2005 年诺贝尔生理学或医学奖"，Marshall 在 2011 年 12 月，被聘选为中国工程院外籍院士。

中国人诺贝尔奖的遗憾——与幽门螺杆菌 "擦肩而过"

2005 年，Marshall 和 Warren 因幽门螺杆菌的发现而获得诺贝尔奖。对于熟悉中国消化病学，尤其是胃炎、溃疡病研究历史的消化专家而言，在为其喝彩的同时，也难免产生些许遗憾，因为中国的学者在发现幽门螺杆菌存在之端倪的时候，没有及时抓住机会，可以说同诺贝尔奖失之交臂。

早在 1983 年幽门螺杆菌被发现之前，我国便有将庆大霉素、黄连素、卡那霉素等药物用于治疗慢性胃炎的研究报道；更多的报道则是用痢特灵（呋喃唑酮）治疗消化性溃疡，其研究报道可追溯至 20 世纪 70 年代。但研究者们并没有将其同胃内存在的细菌和溃疡病联系起来，而是尝试从其他途径寻找治疗作用机制，从而错过了发现幽门螺杆菌的机会。真正同幽门螺杆菌擦肩而过则是在 1978 年，我国学者在胃病患者的电镜片中看到了奇怪的"毛毛虫"样的东西，但却非常遗憾地将其当作细菌污染放弃了进一步研究。直到 1983 年

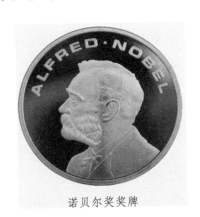

诺贝尔奖奖牌

Marshall 和 Warren 的论文发表，我们才恍然大悟为什么抗生素能够治疗溃疡和胃炎。或许当初的临床医生和研究者们多一点质疑、多一点思考，中国人的第一个诺贝尔奖会更早到来。

不过，科学充满了机遇和挑战，幽门螺杆菌研究的故

事远没有结束。面对幽门螺杆菌治疗中的挑战，随着相关研究的进一步深入，我们还将迎来更多的机会。这一次，我们将不再是匆匆一瞥的过路人，而是要努力成为引领方向的领路人。

幽门螺杆菌名称的由来

说起命名，科学界对微生物的命名方式同我们日常生活中随自己的喜好给事物起名或起昵称不同，而是要遵循一定的法则。微生物的科学名称就像我们工作中的"工牌"，研究者们通过对名字的简单读取，便可对其的某些特性略知一二。反过来讲，微生物的命名演变，往往反映了人们对其认知的改变，幽门螺杆菌亦不例外。

在1983年幽门螺杆菌首次被成功分离培养之初，学者们尚不清楚它应该归属于细菌分类中的哪一个种属。由于幽门螺杆菌在显微镜下形状弯弯曲曲，但又不同于弯曲菌属细菌的某些标志性特征，因而暂时被称为"未鉴定的弯曲状杆菌"。随着Warren和Marshall对其形态特征和DNA的进一步分析以及其他学者的讨论，初步推测这种弯曲状杆菌可能还是属于弯曲菌属，并在1984年将其正式命名为"Campylobacter pyloridis"，国内将其翻译为"幽门弯曲菌"。然而在1987年，在"幽门弯曲菌"的基因序列中发现其与其他弯曲菌属细菌差异很大，某些超微结构也与弯曲菌大相径庭，不应属于弯曲菌大家庭。于是在1989年，Goodwin等认为这种弯曲菌应当"自立门户"，即螺杆菌属，并将其命名为Helicobacter pylori，其中"helicobacter"指出了它的形态特征——"螺杆状"，"pylori"指出了它定植的部位——幽门。

至此，有关这种细菌的命名终于尘埃落定，国内将之改译为"幽门螺杆菌"，而"幽门弯曲菌"这一名字也逐渐淡出人们的视野。

不难看出，幽门螺杆菌的两易其名便让科学家们为之思考和钻研了 6 年之久，那么我们迄今为止 30 余年的研究是否也只是看到了幽门螺杆菌的"冰山一角"？科学研究既需要横向延展的广度，也需要深入探究的深度，或许通过若干年的不懈努力，人类又将谱写更多、更有趣抑或更震撼的幽门螺杆菌历史。

揭开幽门螺杆菌的面纱

看过了前文对幽门螺杆菌命名的介绍，我们已经掌握了这种细菌的两个特性，即喜欢在幽门部位"为非作歹"和具有弯弯曲曲的"曼妙身姿"。

通过普通光学显微镜，我们可以大致观察到幽门螺杆菌的轮廓：它长 2.5 ～ 4.0μm，宽 0.5 ～ 1.0μm，呈 S 形或弧形，

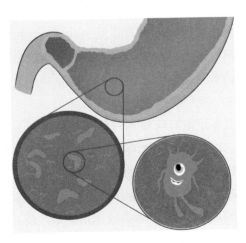

新鲜培养条件下活泼好动。而这仅仅是揭开了它的第一层面纱，通过使用放大倍数更高的电子显微镜，我们才能揭开它的最终"面纱"：幽门螺杆菌呈单极、多鞭毛形态，即菌体的一端可见4~7条鞭毛，是它的动力器官，既可以像螺旋桨一样推动菌体游走，也可以像船锚一样将菌体固定在胃黏膜表面。

在一些特殊情况下，如体外培养时间较长、药物干预以及菌体逐渐失去生命力的过程中，幽门螺杆菌可以由典型的螺旋、短杆状形态变身为圆球样形态。球形变的幽门螺杆菌对于抗生素具有一定的耐受性，同时尚未丧失活性，在适宜的条件下能够成功"瘦身"，恢复正常的形态，因而依然具有生命力和感染性。临床中有的患者治疗后检查幽门螺杆菌为阴性，但经过一段时间后再次出现阳性，一定程度上就是胃内的幽门螺杆菌发生了球形变，躲过了药物的打击后"死灰复燃"。

幽门螺杆菌的生存习性

生命的生长繁衍离不开其适宜的环境。如同人类生存离不开空气、水、阳光、能量等必备条件，幽门螺杆菌的生存也有其特殊的条件要求。研究发现，在体外培养条件下，幽门螺杆菌是个"难伺候的家伙"，一方面它是一种专性微需氧菌，即需要在微小氧气含量的气体环境中生存，在人类生活的大气环境中以及绝对无氧环境中均无法存活；另一方面偏爱潮湿，需要保持95%以上的相对湿度才能舒服生存；再一方面它对营养的要求很高，固体培养基中必须加入适量的动物全血，液体培养中必须加入一定量的血清才能自在地生长。

在人体内，幽门螺杆菌则偏好胃黏膜上皮，能特异性地定植于胃黏膜上皮细胞表面，胃窦部、幽门部更为多见。当胃肠道的其他部位出现了胃黏膜上皮的化生时也可有幽门螺杆菌的定植，而胃黏膜上皮细胞被其他肠上皮化生所替代，幽门螺杆菌则会向其他部位迁移，直到找到它最喜欢的胃黏膜上皮。就这一点来说，人体内胃黏膜局部幽门螺杆菌的数量并不与胃黏膜损伤始终成正相关关系，病变更为严重、被称为癌前病变的肠上皮化生、上皮内瘤变区域幽门螺杆菌数量反而较少。幽门螺杆菌的这种生存习性提示我们不能简单地通过定植数量、定植密度以及某些非侵入性检查的数值高低来判断病情严重程度，还需要咨询医生，完善检查，综合评价。

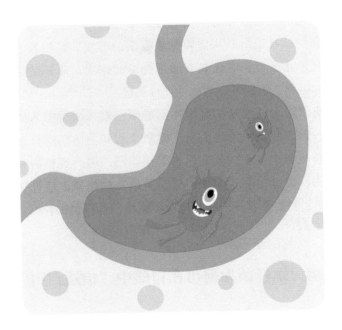

"看不见的手"——幽门螺杆菌同胃黏膜的紧密黏附

说到两个人亲密，我们常常提到"心连心、手挽手"，即存在着内心深处的感情连接，也有肢体的亲密接触。幽门螺杆菌选择性地定植于胃黏膜上皮细胞，而且不会随着我们饮水、进食以及胃的蠕动被排出，其中的原因便是它和我们的胃黏膜存在着紧密的连接关系，而这种连接正是通过黏附作用实现的。

幽门螺杆菌本身含有多种黏附素，通常位于菌体表面，人体的胃黏膜上皮细胞存在多种黏附素的受体，这就像一双双看不见的手紧紧相握，将二者连接在了一起。这种黏附关系是幽门螺杆菌导致人体胃黏膜损伤的前提。黏附素的"本领"还不止于此，它还具有激活炎症的作用，能够激活人体中性粒细胞，引起胃黏膜的活动性炎症。

可以说，黏附素和黏附作用是幽门螺杆菌侵害人体的排头兵，但正所谓枪打出头鸟，黏附素因其为幽门螺杆菌致病的必需成分、位于细菌表面易于被识别，因而也被研究者们所利用，尝试将其作为幽门螺杆菌疫苗的抗原，或许在不久的将来，黏附素将成为我们成功阻击幽门螺杆菌的靶标。

幽门螺杆菌为何可在胃酸中"怡然自得"

提起"胃酸"，相信大家并不陌生。我们的胃，每天都在持续分泌着胃酸，因为只有在胃酸的作用下，胃内的胃蛋白酶原才能被活化成胃蛋白酶，从而参与食物的消化。那胃酸到底有多"酸"呢？研究表明，胃蛋白酶原最适当的致活胃酸 pH 值是 2.0，也就是说我们胃酸的"酸度"和一杯鲜榨柠檬汁的"酸度"不相上下。面对如此酸性的生存环境，为何幽门螺杆菌还可以"怡然自得"，而其他肠道细菌却是"谈酸色变"呢？

这就不得不提到幽门螺杆菌对胃酸的防御利器——"尿素酶"了。尿素酶是某些细菌产生的能够将尿素水解为氨和二氧化碳的酶，而在已知的能够产生尿素酶的细菌中，幽门螺杆菌尿素酶的活性首屈一指。尿素酶将尿素水解成氨和二氧化碳，一方面可以为幽门螺杆菌的生

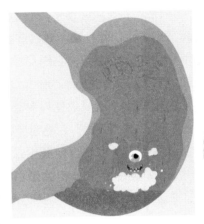

存提供氮源，另一方面可以形成保护性的碱性"氨云"，避免其受胃酸的攻击，这就是保证幽门螺杆菌在胃内定植的关键因素之一。

除了尿素酶这一员"大将"，在抵抗胃酸的攻击中，幽门螺杆菌还有一系列辅助防御手段，例如能够产生胃酸抑制蛋白、干扰胃酸分泌细胞的正常工作等方式抑制胃酸分泌，从而确保自己的生存环境更加"舒适"。

幽门螺杆菌与胃酸这种特殊的关系，使其成为一种具有高度适应力的细菌，可通过特殊的内部防御系统以及改善宿主环境，在酸度较高的胃内环境中得以定植生存并产生致病性。

幽门螺杆菌的"致病武器"

　　幽门螺杆菌依然是目前普遍公认的"坏分子",它对人体带来的伤害主要来源于其侵袭过程、直接损害和引起的免疫反应所带来的间接损伤。其中引起的直接损害往往是由于人体受到了幽门螺杆菌"致病武器"的正面打击。

　　前文已经说到,黏附定植是幽门螺杆菌致病的前提。幽门螺杆菌成功定植后,所携带的各式"武器"便开始攻击正常的胃黏膜,造成人体胃黏膜屏障的损伤,进而引起胃黏膜病变。这些"武器"包括毒素、有毒性作用的酶,如尿素酶、黏液酶、脂多糖等,但其中最臭名昭著的当属空泡细胞毒素(VacA)与细胞毒素相关蛋白(CagA)。VacA对上皮细胞可产生直接的毒性作用,引起胃黏膜上皮细胞的空泡样变性;还可影响胃黏膜细胞中生长因子的调节机制,引起胃黏膜的增生和恶性改变。CagA是导致幽门螺杆菌感染宿主产生炎症

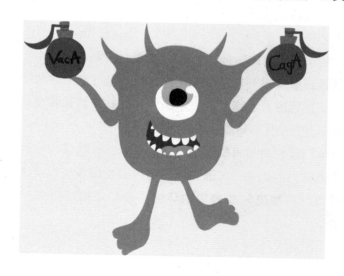

反应的重要蛋白，其进入胃黏膜细胞后，可引起细胞骨架的改变，引起细胞形态的改变，还可以导致细胞生长增殖失调，从而增加胃癌发生的风险，因此有研究者认为CagA是一种细菌来源的癌蛋白。

目前临床中已能够通过血清检测VacA、CagA抗体来判断所感染的幽门螺杆菌是否携带了这两种杀伤力较强的"武器"，从而指导医生判断病情及治疗的风险获益比等。但就目前的研究证据来看，CagA阳性尚不足以作为发生胃癌的生物学标志，且与幽门螺杆菌对治疗药物的耐药性并无联系。因此，如果通过检查发现了CagA抗体阳性也无须惊慌，经过正规治疗根除后，同样能够达到修复胃黏膜损伤、降低胃癌发生风险的治疗目的。

幽门螺杆菌的"间接武器"

几乎所有的幽门螺杆菌感染者均存在不同程度的胃黏膜炎症。这种胃黏膜的损害除了幽门螺杆菌的各种"致病武器"所带来的直接损伤作用之外，更重要的是来源于机体产生的持续性免疫炎症反应。

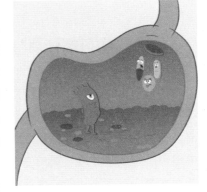

幽门螺杆菌同胃黏膜上皮接触并定植后，我们人体的免疫系统便被激活，派出源源不断的"士兵"——活化的免疫细胞，如中性粒细胞、单核细胞、淋巴细胞等，前往幽门螺杆菌感染的"前沿阵地"，尝

试消灭这一外来入侵分子。活化的免疫细胞能够分泌多种细胞因子，这些细胞因子在进一步召集更多"小伙伴"的同时，对胃黏膜具有细胞毒性作用，或使胃黏膜水肿，或使上皮细胞被杀伤，导致胃黏膜屏障被破坏，进而使得我们的胃黏膜被自己分泌的胃酸、胃蛋白酶所破坏，甚至出现糜烂和溃疡。由于人体自身的免疫系统并不能清除幽门螺杆菌，这种长期反复炎症的存在可导致胃黏膜上皮的萎缩、肠上皮化生及上皮内瘤变，最终使得少部分患者出现恶性病变。

炎症是幽门螺杆菌感染引起的最基本病变，也是其他进一步病变如溃疡、胃黏膜萎缩乃至胃癌的起始。事实上这些病变的产生并非单纯归咎于幽门螺杆菌自身的"毒力"，更多来源于人体本身免疫系统的激活、胃黏膜屏障的破坏以及更为复杂的蛋白、分子水平的改变。因此对于幽门螺杆菌感染，在根除细菌的同时，要注重调整人体的整体和局部免疫状态，促进胃黏膜的修复，将感染所带来的损伤扼杀在普通炎症的起始阶段。

幽门螺杆菌与"科赫法则"

2015 年是幽门螺杆菌研究中极为重要的一年。《幽门螺杆菌胃炎京都全球共识》在该年 3 月向外发布，一石激起千层浪，在幽门螺杆菌研究和治疗领域引起了强烈的反响。这其中不得不提的便是幽门螺杆菌胃炎首次被定义为感染性疾病。此后发布的第五次马斯特里赫特国际共识也接受了这一观点。

之所以幽门螺杆菌胃炎被定义为感染性疾病，正是由于其同胃炎的关系满足感染性疾病病原鉴定的"金科玉律"——科赫法则。科赫法则是德国细菌学家罗伯特·科赫提出的一套用于验证病原体同疾病关系的准则，指出如果一种微生物同疾病的关系满足以下 4 个条件，那么就可以确认该微生物是该种疾病的病原微生物：①在每一病例中都出现相同的微生物，且在健康者体内不存在；②要从宿主分离出这样的微生物并在培养基中得到纯培养；③用这种微生物的纯培养接种健康而敏感的宿主，同样的疾病会重复发生；④从试验发病的宿主中能再度分离培养出这种微生物。显然，所有的幽门螺杆菌胃炎患者均存在幽门螺杆菌感染，幽门螺杆菌的体外纯培养已经成熟，Marshall "以身试菌" 的勇敢尝试也解答了幽门螺杆菌同致病的直接关系。

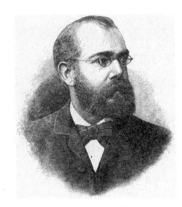

罗伯特·科赫

　　这一共识的推出，进一步明确了幽门螺杆菌同胃炎的关系。更有学者认为幽门螺杆菌感染早已满足 "科赫法则"，甚至可作为传染性疾病来对待。尽管对此认知仍存在一定的争议，但对幽门螺杆菌感染进行综合防治无疑是板上钉钉的共同认识。合理认识、加强预防，我们才可无后顾之 "幽"。

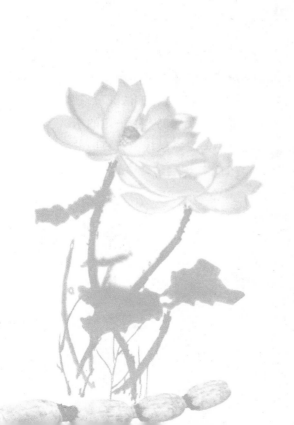

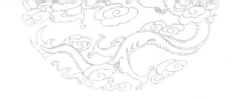

第二章

幽门螺杆菌感染的『前因后果』

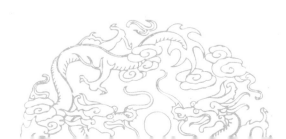

幽门螺杆菌感染与年龄有关吗？

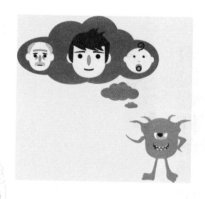

很多年轻人都会有这样的疑惑：我平日身体状况很好，而且正值壮年，为什么会感染幽门螺杆菌呢？

我们来看一下幽门螺杆菌感染者的年龄分布特点：30～60岁感染率最高，>60岁感染率其次，20～30岁感染率再次，<20岁感染率最低。

为什么处于黄金年龄段的人最易受到幽门螺杆菌的感染呢？我们来分析一下年龄背后暗藏的"玄机"。

<20岁：以在家、学校就餐为主，生活较为规律。

20～30岁：外出就餐机会相对增加。

30～60岁：社交活动、外出就餐较为频繁。

>60岁：社交活动、外出就餐明显减少。

可见，幽门螺杆菌感染者的年龄分布与其"口—口"传播特点较为符合。随着社交活动和外出就餐机会的增加，60岁以下人群的感染率呈现随年龄递增趋势，其中以30～60岁感染率最高，该年龄段人群常常以工作为重心，生活压力较大，常忙于应酬，生活作息不规律，故感染率明显高于其他各年龄段。反之，60岁以上人群的感染率则明显下降，除上述因素外，和老年人胃黏膜出现萎缩，不适宜幽门螺杆菌定植亦相关。

因此，幽门螺杆菌感染和年龄之间的关系并非绝对，养成良好的饮食起居习惯，并适当减少外出就餐，纵然处于"高危"年龄段，亦可将幽门螺杆菌拒之门外。

幽门螺杆菌感染与性别有关吗？

我们知道，很多疾病在患病率、发病率、感染率等方面都存在着"性别差异"，例如动脉粥样硬化，男性与女性相比，女性发病率较低，但在更年期后发病率增加；再如高尿酸血症和痛风，以男性患者最为多见。那么，我们这里所讨论的幽门螺杆菌感染和性别之间存在一定的关系吗？下面我们通过部分医院体检者的统计数字来看一看。

	总感染率	男性感染率	女性感染率
首都医科大学宣武医院	41.12%	42.20%	40.00%
北京大学深圳医院	49.70%	50.90%	48.20%
江西省人民医院	48.02%	47.79%	48.38%
大连市第三人民医院	21.76%	23.98%	19.76%
天津医科大学肿瘤医院	30.52%	34.77%	26.86%

从以上数据我们可以大体看出，男性和女性在幽门螺杆菌感染率方面没有明显差异，但多数地区男性感染率是略高于女性的，这可能与男性吸烟喝酒、经常外出聚餐、饮食不规律等不良生活习惯有关。

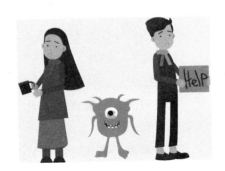

"嫌富爱贫"的幽门螺杆菌

　　不论是在发达国家，还是发展中国家，幽门螺杆菌的感染都与综合社会经济状况有着密切的关系，而综合社会经济状况包括工作条件、人均收入、教育程度等方面。下面，我们来看一下这些相关因素对幽门螺杆菌感染情况的影响，并就其影响情况进行分析。

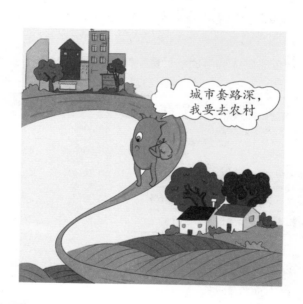

城市套路深，
我要去农村

　　工作条件：工作条件较艰苦者，感染程度严重。

　　人均收入：随着人均收入的增加，感染程度逐渐降低。

　　教育程度：受教育程度越高，感染程度越低。

　　饮食习惯：经常食生食者，感染程度高，而食全熟食者感染程度低。

　　饮水来源：喝井（含窖）水者，感染程度最高，饮用泉水、自来水者感染程度最低，常喝生水者感染程度相较于只喝开水者高。

居住地区：城市居民相较于农村居民，感染程度低。

在实际生活中，上述因素总是相互关联、相互影响的。我们可以明显看出，幽门螺杆菌的感染程度与综合社会经济状况呈现显著的负相关性。此外，社会经济状况所造成的感染差异与个人卫生习惯密不可分，这与幽门螺杆菌的传播途径密切相关。因此，要远离幽门螺杆菌的感染，良好饮食卫生习惯的养成不容忽视。

幽门螺杆菌感染与口臭有关吗？

口臭，也称口气或者口腔异味，目前有 20% ～ 70% 的人不同程度地受到口臭的困扰，说话的时候经常会令他们感到自卑，严重影响人们的社会交往和心理健康。

口臭被认为与牙周疾病有着密切的关系，也是许多消化系统疾病的信号。随着人们对幽门螺杆菌认识的逐渐深入，

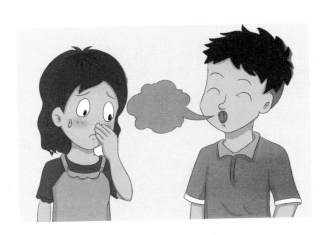

幽门螺杆菌感染与口腔疾病的关系引起了广泛关注。人们逐渐了解到，幽门螺杆菌感染也是导致口臭的原因之一。

口臭与幽门螺杆菌关系的研究最早可追溯到1984年，幽门螺杆菌的发现者Marshall为了证实其致病性，吞服了大量含有幽门螺杆菌的菌液，数天后，他的同事发现他口腔中散发出了难闻的气味，证明了幽门螺杆菌感染会导致口臭的发生。自此，口臭与幽门螺杆菌的关系逐渐被人们所认知。

关于幽门螺杆菌导致口臭的原因，目前认为有两种：其一，幽门螺杆菌具有尿素酶活性，可以分解尿素产生氨，氨是一种剧臭的物质，大部分氨吸收入血由肝脏再合成尿素，小部分进入肺内而呼出，还有小部分经胃反流入口腔，故而造成口臭；其二，幽门螺杆菌能够直接产生硫化氢和甲硫醇，而这两种气体是引起口臭的主要化学成分。

可见，口臭是幽门螺杆菌感染的信号之一，如果发现自己长期患有口臭，可以到医院进行筛查，看看自己是否存在幽门螺杆菌的感染。

幽门螺杆菌感染与口腔疾病有关吗？

我们常说"病从口入"，口腔是人体消化系统的入口，起着重要的"门户"作用。那么，幽门螺杆菌的感染和我们的口腔疾病有关吗？

目前研究发现，幽门螺杆菌感染与牙周炎具有相关性，且与其炎症程度亦有关。20世纪90年代有国外研究者从胃炎患者的牙菌斑和唾液中分离培养出幽门螺杆菌。虽然通过DNA检测可以检测到幽门螺杆菌的DNA，但并不能提示口腔内存在活动性幽门螺杆菌感染。此外，幽门螺杆菌还与口臭、口腔黏膜扁平苔藓和复发性口腔溃疡等具有一定关系。

　　口腔幽门螺杆菌可能是胃幽门螺杆菌感染的重要来源，胃内幽门螺杆菌与口腔幽门螺杆菌可能存在着交叉感染。研究发现，胃幽门螺杆菌阳性患者有更高的口腔幽门螺杆菌感染率，口腔幽门螺杆菌阳性者的胃幽门螺杆菌根除率显著低于口腔幽门螺杆菌阴性者的根除率。

　　幽门螺杆菌是胃炎的主要致病菌，目前在口腔中也发现了这种细菌。当我们身体的免疫功能处于平衡状态，口腔幽门螺杆菌不足以引起胃幽门螺杆菌的感染，但当口腔环境改变或免疫功能紊乱时，可促进口腔幽门螺杆菌的生长，并且幽门螺杆菌可随唾液吞咽到胃肠道，从而引起胃肠道的疾病。

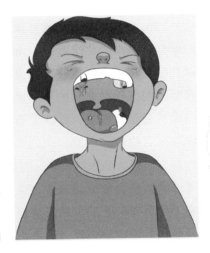

　　那么，幽门螺杆菌通常喜欢在我们口腔的哪里"定居"呢？幽门螺杆菌可以存在于我们的唾液、牙菌斑、龈沟液以及口腔病变中。常规根除治疗药物可以消灭胃里的幽门螺杆菌，但是对待口腔牙菌斑中的幽门螺杆菌无明显疗效。

　　研究表明，经常做口腔清洁护理，如洗牙和使用漱口水，可使胃内幽门螺杆菌根除率显著增高。同时应注意的是，漱口水大部分含有抗生素成分，长期使用导致抗生素滥用，可能会引起口腔内菌群失调。因此，定期洗牙和在医生指导下使用漱口液既可减少口腔幽门螺杆菌，也可减少胃内幽门螺杆菌感染的发生概率。

幽门螺杆菌感染与胃食管反流病有关吗？

胃食管反流病的发生与多种因素有关，例如食管下括约肌功能障碍和食管体部运动异常等食管本身抗反流机制缺陷等疾病因素，以及肥胖、吸烟、高脂饮食、久坐等生活因素。

2016年，欧洲幽门螺杆菌研究和共识小组制定的关于幽门螺杆菌感染的共识报告（Maastricht V 共识）中指出，一些研究显示根除幽门螺杆菌后会导致酸分泌增加，这是对下段食管括约肌松弛患者的不利因素。在大多数人群中，根除幽门螺杆菌与泌酸量的改变没有确切的临床联系，也不能将此作为是否根除幽门螺杆菌的依据。同时，两种疾病的相关性也存在东西方的人群差异。我国部分患者胃体胃炎发生率高，胃体胃炎使胃酸分泌减少，进而掩盖了具有反流相关危险因素（如食管裂孔疝）的反流症状，当细菌根除后，胃体胃炎消退，胃酸分泌恢复，患者出现反流症状或者原有反流症状加重。但是这部分患者如果不根除幽门螺杆菌，胃体胃炎又会增加胃癌的发生风险，也有部分有反流症状患者的症状与幽门螺杆菌感染导致的胃酸分泌增加有关，这些患者根除幽门螺杆菌后，胃酸分泌减少，反流症状反而减轻或消失。

事实上，目前大部分研究认为幽门螺杆菌感染与胃食管反流病并无直接关系，但是，幽门螺杆菌感染与糜烂性食管炎的发生和严重程度密切相关。因此，建议存在幽门螺杆菌感染的胃食管反流病患者，应根据两种疾病的严重程度综合评估，增加根除获益，减少反流症状和预防胃体胃炎及胃癌的发生。

幽门螺杆菌感染与 Barrett 食管有关吗？

Barrett 食管，即食管下端有不正常的柱状上皮覆盖，与反流性食管病的发生密切相关，多数 Barrett 食管病人存在反流性食管病，食管下段长期暴露于胃酸和胆汁中，造成食管黏膜产生炎症和出现破坏，导致耐酸的柱状上皮代替鳞状上皮。

近年来，随着人群中幽门螺杆菌感染率的降低，消化性溃疡和胃癌的发生率呈下降趋势，然而，反流性食管病、Barrett 食管、食管下段腺癌的发病率却呈现上升的势头，而 Barrett 食管，作为食管腺癌的癌前病变，受到越来越多的重视。

目前，幽门螺杆菌与 Barrett 食管之间的关系存在争议。部分研究者认为胃内幽门螺杆菌的感染可能对 Barrett 食管的发生起到一定的保护作用，但尚有另一种观点认为二者之间并无相关性，幽门螺杆菌甚至可能是 Barrett 食管的致病因素。然而，大部分研究显示，幽门螺杆菌的感染程度与 Barrett 食管炎症程度呈正相关，并可能与食管黏膜相关淋巴组织（MALT）淋巴瘤的发生密切相关。因此，不应将 Barrett 食管作为是否需要根除幽门螺杆菌的依据，对于有根除适应证的患者，还是推荐进行幽门螺杆菌的根除治疗。

幽门螺杆菌感染与食管癌有关吗？

食管癌是我国北方地区高发恶性肿瘤之一，其中以鳞癌最为常见，占食管恶性肿瘤的 85%~90%，其次为食管腺癌，占 5%~10%。食管腺癌常发生在食管下段，与慢性反流性食管病以及 Barrett 食管密切相关，大型人群流行病学调查显示幽门螺杆菌感染能显著减少腺癌的发生率，高达 50%~80%，然而也有证据表明，根除幽门螺杆菌虽然能够减少消化性溃疡和胃癌的发生，对于食管腺癌的患病率却没有影响，其具体原因有待进一步的研究。食管鳞癌是食管癌最主要的发病类型，多数研究认为，幽门螺杆菌的感染与食管鳞癌及食管鳞癌的淋巴结转移呈正相关，对食管癌的防治具有一定的指导意义。

食管癌的发生发展是一个漫长的过程，其中受到多种因素的影响。目前大部分研究提示食管癌与幽门螺杆菌感染具有一定的相关性，但其作用机制仍未明确，目前主要认为有以下几点：

（1）幽门螺杆菌可以抑制食管癌细胞线粒体编码基因的表达，影响线粒体功能，导致食管癌的发生。

（2）幽门螺杆菌可以诱导食管癌细胞增殖。

（3）被幽门螺杆菌感染的食管癌上皮细胞间隙变大，细胞肿胀且形态高度不规则，加剧食管癌的发生。

（4）幽门螺杆菌感染所致的持续性炎症，是诱发食管癌的关键因素。

综上，可以看出，食管中幽门螺杆菌的感染可能参与了食管癌的发生、发展过程，因此，对于幽门螺杆菌的根除治疗，可能在一定程度上预防食管癌的发生。

幽门螺杆菌感染与嗜酸细胞性食管炎有关吗？

嗜酸细胞性食管炎（Eosinophilic Esophagitis，EoE），提起这个病名，相信很多人都感到陌生，该病于 1978 年被首次报道，是一种相对"新"的疾病，因此，我们首先对其进行一下简单的介绍。

EoE 即食管鳞状上皮出现以嗜酸性粒细胞浸润为主要特征的慢性食管炎症，患者主要表现为间歇性的吞咽梗阻、食物嵌顿及反流样症状，有研究表明，50% 的食物嵌顿是由 EoE 所致，常合并过敏性鼻炎、哮喘、特异性皮疹等过敏性疾病。

近年来，EoE 的患病率及发病率均有增高的趋势，且多发于夏末及秋季，可能与空气中的过敏原有关，有研究显示，幽门螺杆菌的感染可以降低 EoE 的发病风险，其可能的原因目前被普遍认同的是"卫生假说"，幽门螺杆菌的感染往往是由社会卫生条件差及个人的不良生活习惯所致，而幽门螺杆菌感染后会减少过敏原激发的嗜酸性粒细胞浸润，从而对过敏性疾病如 EoE 的发生起到一定的预防效果，这也是生活条件较好地区的居民更易罹患过敏性疾病的原因之一。

幽门螺杆菌感染与消化不良有关吗？

消化不良在我们的日常生活中十分常见，人群中有 10%~20% 的个体受其困扰，它是一组很常见的症候群，通常表现为上腹部的疼痛或不适感，可伴有上腹烧灼感、饱胀、早饱、嗳气、反酸、恶心、呕吐等症状。

认识篇

目前的观点认为，幽门螺杆菌感染是引起消化不良的常见原因，根除幽门螺杆菌后，如果感染者症状持续缓解，提示幽门螺杆菌感染相关性消化不良。根据"京都全球共识"，根除幽门螺杆菌应作为消化不良处理的一线治疗：①未经调查消化不良的处理采用幽门螺杆菌"检测和治疗"策略；②因消化不良症状行内镜检查，并诊断为慢性胃炎的患者检测幽门螺杆菌，

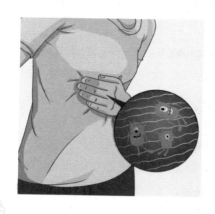

阳性者首先应进行根除治疗，根除后仍有症状者再采取相应的治疗。

近年来，国内外研究学者发现，幽门螺杆菌的根除治疗可以显著改善多数消化不良患者的临床症状，其治疗效果优于单纯应用促胃肠动力药物。因此，我们在治疗消化不良时，应考虑到幽门螺杆菌存在的因素，必要时采取根除幽门螺杆菌的综合疗法。

幽门螺杆菌感染与慢性胃炎有关吗？

如果想要回答这个问题，我们先要搞清楚什么是慢性胃炎。

老百姓口中所说的"慢性胃炎"，其实是一个"大家族"，而在这个"家族"中，有三个"兄弟"："老大"人称"非萎缩性胃炎"，曾以"浅表性胃炎"在"江湖"称道多年；"老二"

喜"兴风作浪"，人称"萎缩性胃炎"；而"老三""性格孤僻"，隐匿"江湖"，人称"特殊类型胃炎"。"三兄弟"虽出于一门，却性格迥异，那么究竟谁与幽门螺杆菌有着"秘密"联系呢？

胃镜检查，相信很多人并不陌生，这是一种医生可以直接观察食管、胃、十二指肠病变的医学检查方法。也就是说，我们可以通过胃镜来近距离、深层次地了解这"三兄弟"。

首先，我们来说说"老大"——非萎缩性胃炎。在胃镜下，这种胃炎主要表现为慢性炎症细胞的浸润。根据炎症细胞分布的部位，又可分为"胃窦胃炎""胃体胃炎"和"全胃炎"。那么，幽门螺杆菌与这三种胃炎都有关系吗？幽门螺杆菌感染首先发生胃窦胃炎，如果进一步扩散，就会发生全胃炎，但全胃炎发展与否和快慢存在明显的个体差异和地区差异。

下面，我们来说说"老二"——萎缩性胃炎。顾名思义，这种胃炎在胃镜下主要表现为萎缩性的改变。根据萎缩部分的不同，又可分为"多灶萎缩性胃炎"和"自身免疫性胃炎"。多灶萎缩性胃炎多由幽门螺杆菌感染导致的慢性非萎缩性胃炎发展而来。而自身免疫性胃炎因自身免疫引起，以胃体部为主，所以幽门螺杆菌不是自身免疫性胃炎的"元凶"。

最后，我们来说说"老三"——特殊类型胃炎。这种胃炎多与幽门螺杆菌没有交集，比如因长期服用对胃黏膜损害物质引起的化学性胃炎、因感染金黄色葡萄球菌或大肠杆菌等引起的感染性胃炎、放射性胃炎等，可见，幽门螺杆菌同样不是这种胃炎的"元凶"。

了解了这"三兄弟"，我们就可以回答开篇的问题——得了慢性胃炎，幽门螺杆菌不一定是"元凶"。我们要在医生的指导下找出到底是哪一个"兄弟"在作怪，才能准确地判断疾病的"元凶"。当然，在寻找"元凶"的同时，我们要关注是否有"帮凶"的存在，比如幽门括约肌功能不全导致的反流、酗酒、服用非甾体类抗炎药（NSAID）、食用某些刺激性食物等，这些均可反复损伤我们的胃黏膜，与幽门螺杆菌感染协同起来，引起或加重胃黏膜的炎症。

幽门螺杆菌感染与萎缩性胃炎有关吗？

在上一节中，我们已经提到，萎缩性胃炎是慢性胃炎的"三兄弟"之一，由于该类型胃炎在"胃炎–胃癌"的发生发展中起着纽带的作用，因而在本节中，我们将着重对其进行介绍。

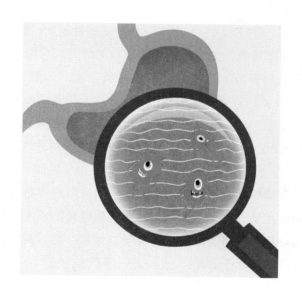

慢性萎缩性胃炎，是胃黏膜固有腺体的减少，而代之以纤维组织或纤维肌性组织或炎性细胞（萎缩），或者胃黏膜腺

体固有层部分或全部由肠上皮腺体组成，后者即胃黏膜的化生性萎缩（肠化生）。目前认为，胃黏膜细胞的癌变并不是由正常细胞在短期内迅速变成癌细胞，而是一个由量变逐渐发展到质变的慢性过程，其病程发展经历了"慢性浅表性胃炎 – 慢性萎缩性胃炎 – 肠化生 – 非典型性增生 – 胃癌"多阶段的病理转化，是从良性病变向恶性病变转化的过程。非典型性增生（上皮内瘤变）被称为癌前病变，萎缩和肠化（尤其肠化生）增加了胃癌发生的风险，其风险高低与肠化的程度及分布范围有关。一旦出现慢性萎缩性胃炎，我们就需要警惕癌前病变的发生，定期复查胃镜，早发现，早治疗。

幽门螺杆菌感染是引起萎缩性胃炎中"多灶萎缩性胃炎"的最主要病因，其产生的毒素及感染触发的免疫反应可以损害我们的胃黏膜，形成胃黏膜的慢性炎症，而长期反复的炎症可以破坏胃的固有腺体，继而发生萎缩。及时根除幽门螺杆菌，可以避免"多灶萎缩性胃炎"的发生，而对于已经发生这种病变的患者，亦可延缓疾病的进展。

幽门螺杆菌感染与消化性溃疡有关吗？

在未发现幽门螺杆菌之前，医学界普遍认为，胃酸是引起消化性溃疡的主要原因，早在 1910 年，Schwartz 就有"没有胃酸就没有溃疡"的名言，胃酸在消化性溃疡病的致病因素中占据统治地位。

1982 年，Warren 和 Marshall 从慢性活动性胃炎患者的胃黏膜中分离出幽门螺杆菌，此后，随着研究的深入，又有人提出"无幽门螺杆菌，无溃疡及溃疡复发"，对"胃酸致病学说"进行了补充。为什么会有这样一个全新的认识？我们该如何理解"无幽门螺杆菌，无溃疡"这种说法呢？

首先，我们需要明确"治愈"和"愈合"是两个概念不同的医学术语，在没有发现幽门螺杆菌之前，消化性溃疡被认为是一种原因不明的复发性疾病，抗酸治疗后，只能"愈合"，不能"治愈"，一旦停止治疗，溃疡病便会"卷土重

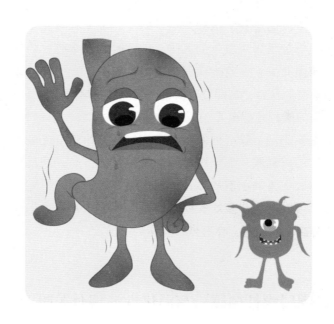

来"。幽门螺杆菌的发现使我们对消化性溃疡有了全新的认识，国内外大量研究发现，在根除了这种细菌后，消化性溃疡的复发率明显降低，由原先1年内80%的复发率下降到4%，这是一个惊人的变化。目前认为，幽门螺杆菌感染是通过对黏膜造成损伤及对胃酸分泌的影响等机制而导致溃疡的发生和复发。根除幽门螺杆菌最重要的获益是促进溃疡愈合和降低溃疡复发风险，从而治愈消化性溃疡。

随着对幽门螺杆菌的深入认识，消化性溃疡的治疗策略

也已从之前的"抗酸治疗"发展成为综合性疗法，即"抑制胃酸，根除幽门螺杆菌，保护胃黏膜"三原则。而消化性溃疡亦成为一个可以治愈的疾病。

幽门螺杆菌感染与胃息肉有关吗？

　　胃息肉是指由胃黏膜上皮和 / 或间质成分增生所引起的息肉状病变，包括炎性息肉、增生性息肉、胃底腺息肉等。胃息肉临床表现缺乏特异性，可以没有任何症状，也可表现为不同程度的上腹痛、腹胀、反酸、嗳气等，也可有上消化道出血表现。绝大部分胃息肉患者是在胃镜检查中偶然发现的。

　　有文献报道认为幽门螺杆菌感染与胃息肉关系尚不明确，但也有文献报道认为幽门螺杆菌与胃息肉有一定关系，幽门螺杆菌感染促进炎症反应，导致炎性息肉产生；幽门螺杆菌感染后释放白介素 - 1 及肝细胞生长因子，刺激胃上皮细胞增生，同时幽门螺杆菌感染患者血清胃泌素水平增高，导致

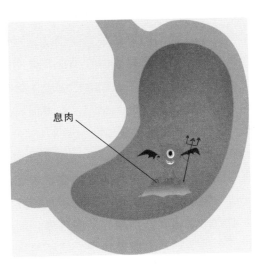

息肉

增生性息肉。根除幽门螺杆菌的治疗，有望使炎性息肉消失，还有研究认为，幽门螺杆菌感染不仅与胃息肉形成有关，更使息肉恶变发生的危险性升高。

幽门螺杆菌感染与胃息肉的形成是否具有明确相关性目前仍有争议，幽门螺杆菌感染是否导致息肉恶变也尚无定论，因此建议对炎性和增生性胃息肉且合并幽门螺杆菌感染的患者，应首先根除幽门螺杆菌，观察息肉变化，必要时行内镜下治疗。

幽门螺杆菌感染与胃黏膜相关淋巴组织淋巴瘤有关吗？

胃黏膜相关淋巴组织（MALT）淋巴瘤是原发于胃黏膜相关淋巴组织的一种 B 细胞淋巴瘤，由英国学者 Isaacson 和 Wright 在 1983 年首次提出，并于 1997 年被世界卫生组织（WHO）分类确立为一种独立的肿瘤类型。

那么，它是怎么发生的呢？

正常情况下，我们的胃黏膜是缺少淋巴组织的，当幽门螺杆菌侵入胃后，引起胃黏膜慢性炎症，激活大量 T 淋巴细胞，在 T 淋巴细胞的作用下，B 淋巴细胞大量增殖，在胃黏膜组织中形成淋巴滤泡，进而 MALT 型淋巴样组织在胃内聚积，因此，这种淋巴瘤是"获得性 MALT"。

患病了，会有哪些表现呢？

该病往往起病隐匿，没有典型的症状表现，患者早期常会出现恶心、呕吐、胃部不适等消化不良的症状，疾病进一步发展，则会出现厌食、消瘦、上腹疼痛、消化道出血及贫血的症状，有时可触及上腹部包块。内镜检查常显示胃黏膜充血或糜烂，而肿瘤增生样改变并不常见。

如何治疗胃 MALT 淋巴瘤？

应用抗生素根除幽门螺杆菌后可以使多数局部阶段的胃 MALT 淋巴瘤得到缓解，早期根除幽门螺杆菌，胃 MALT 淋巴瘤可以缩小甚至消失。

胃 MALT 淋巴瘤的预后较好，抗生素治疗后的缓解率依据 MALT 浸润胃黏膜层次的不同而截然不同。当肿瘤侵入胃黏膜下层、肌层及浆膜层，或出现远隔脏器的转移时，抗生素是无效的。此外，t（11；18）是检测胃 MALT 淋巴瘤对根除无反应的可靠标志物，存在 t（11；18）异位的患者预后较差。目前认为，对于幽门螺杆菌阳性的胃 MALT 淋巴瘤患者，都应进行幽门螺杆菌的根除治疗。

幽门螺杆菌感染与胃癌有关吗？

门诊中，常常会有患者的幽门螺杆菌检测结果为阳性，担忧就此会发展为胃癌，因而辗转多家医院，进行多次根除治疗，但仍不罢休，造成了很大的经济负担和心理压力，严重影响了患者的身心健康和正常生活……

其实，幽门螺杆菌的感染只会增加胃癌的发病风险。

幽门螺杆菌与胃癌的关系，一直以来备受关注。世界卫生组织在 1994 年把幽

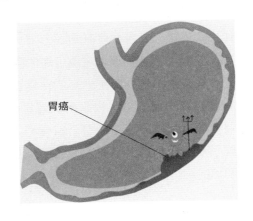

胃癌

门螺杆菌列为Ⅰ类致癌原，此后人们普遍认为，幽门螺杆菌感染是胃癌发生的一个重要原因。世界卫生组织的这一"认证"显然"有据可依"：

（1）从流行病学角度来看，幽门螺杆菌感染率与胃癌患病率成正比，也就是说，在幽门螺杆菌感染高发的地区或人群中，胃癌的发病率也相对较高。

（2）通过根除幽门螺杆菌可以降低胃癌的发生风险。在我国山东省进行的一项15年追踪调查研究发现，通过根除幽门螺杆菌，胃癌发生的风险降低了40%。

（3）研究发现，幽门螺杆菌感染与肠化生、异型增生等"癌前病变"有着密切联系。

幽门螺杆菌持续感染，诱发慢性胃炎和萎缩性胃炎，进而引起胃黏膜细胞的DNA损伤，是癌症发生发展的先决条件。目前，幽门螺杆菌参与正常胃黏膜-肠上皮化生-非典型增生-早期胃癌病变过程得到了学术界公认。

此外，从另一角度来看，很多人即使胃内长期有幽门螺杆菌定植也并未患上胃癌，这提示我们，胃癌的发生发展是一个多因素多步骤的复杂过程，诸多相关因素如慢性炎症、高龄、男性、高盐饮食、吸烟史、水果和蔬菜摄入过低、恶性贫血以及胃癌家族史等都在胃癌的发生发展过程中起到了作用，但是，在幽门螺杆菌感染者中，真正发生胃癌的不到1%。因此，不能简单地将幽门螺杆菌和胃癌直接"画等号"。

感染幽门螺杆菌不一定会得胃癌，胃癌患者也不一定伴有幽门螺杆菌感染。根除幽门螺杆菌可以降低胃癌发生率，但根除治疗并不适用于每个感染者。因此，如果发现自己感染了幽门螺杆菌，不要过分恐慌，要在医生指导下进行评估和诊治。

幽门螺杆菌感染与胃肠道肿瘤标志物有关吗？

自 1994 年幽门螺杆菌被 WHO 列为 Ⅰ 类致癌因子，幽门螺杆菌感染与癌症就产生了千丝万缕的联系。

肿瘤标志物，是指在恶性肿瘤的发生及发展过程中，因肿瘤相关基因的表达或机体对肿瘤产生反应而异常变化的一类化学物质，其发现距今已有 100 余年历史，并于 20 世纪 60 年代开始广泛应用于临床，在肿瘤的发现和治疗中发挥了重

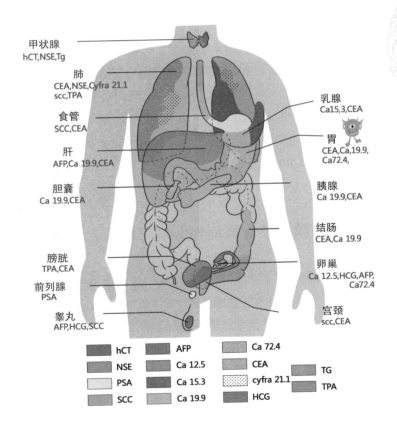

甲状腺
hCT,NSE,Tg

肺
CEA,NSE,Cyfra 21.1
scc,TPA

食管
SCC,CEA

肝
AFP,Ca 19.9,CEA

胆囊
Ca 19.9,CEA

膀胱
TPA,CEA

前列腺
PSA

睾丸
AFP,HCG,SCC

乳腺
Ca15,3,CEA

胃
CEA,Ca,19.9,
Ca72.4,

胰腺
Ca 19.9,CEA

结肠
CEA,Ca 19.9

卵巢
Ca 12.5,HCG,AFP,
Ca72.4

宫颈
scc,CEA

hCT	AFP	Ca 72.4
NSE	Ca 12.5	CEA
PSA	Ca 15.3	cyfra 21.1
SCC	Ca 19.9	HCG

TG

TPA

要的作用。

　　肿瘤标志物的产生受体内多种因素的综合影响，不但在肿瘤发生时会产生，也会在部分正常组织和良性病变的情况下产生。血清糖类抗原724（CA-724）是胃肠道的肿瘤标志物，通常存在于腺癌组织中，是检测胃癌和各种消化系统肿瘤的检验标志物。

　　那么，幽门螺杆菌感染后，血清 CA-724 的水平有着怎样的变化呢？

　　在幽门螺杆菌感染的消化系统疾病中，慢性浅表性胃炎、胃溃疡、十二指肠溃疡、慢性胆囊炎、反流性胆囊炎的血清CA-724 呈现小幅度的升高（<60U/mL），而在胃癌患者中，血清 CA-724 则呈现出大幅度的升高。

　　早期的幽门螺杆菌感染，会产生一系列的炎症刺激，可能是 CA-724 出现小幅度升高的主要因素，而当疾病进一步进展，发生癌变时，CA-724 的水平则会出现大幅度增长，因此，尽管在感染初期，该指标的小幅度升高并不能与癌症"画等号"，但仍然应该引起足够的重视。目前没有证据显示幽门螺杆菌与肿瘤标志物有直接关系。

幽门螺杆菌感染与炎症性肠病（IBD）有关吗？

　　炎症性肠病，顾名思义，是肠道的炎性疾病，主要分为克罗恩病（CD）和溃疡性结肠炎（UC）两种类型，表现为腹痛、腹泻，有些人甚至有血便。

　　幽门螺杆菌感染与 IBD 有着怎样的关系呢？

　　IBD 患者的幽门螺杆菌感染率明显低于一般人群，在过去的几十年，幽门螺杆菌感染率在我国已经明显降低，但

IBD 的发病率却明显增加，已有流行病学研究显示幽门螺杆菌感染与 IBD 呈负相关，提示幽门螺杆菌对 IBD 可能起到一定的保护作用。

那么，发生这种情况的原因是什么呢？

幽门螺杆菌对肠道保护作用的机制仍不明确，目前认为的原因有二：①幽门螺杆菌可以诱导免疫耐受，保护机体免受过敏性疾病和自身免疫性疾病的侵袭；②幽门螺杆菌可以局部限制炎症反应。

幽门螺杆菌对 IBD 患者疾病的发展有着非特异性的保护作用，对于 IBD 患者在临床中是否需要根除幽门螺杆菌，需要综合多方面的因素，听从专业医生的指导。

幽门螺杆菌感染与结肠息肉有关吗？

结肠息肉，是指在结肠黏膜上出现的突起，根据其病理学特征，又分为腺瘤性息肉、增生性息肉、炎性息肉等，其中，腺瘤性息肉占据全部息肉的 70%～80%，而腺瘤性息肉亦被认为是结肠癌的典型癌前病变，癌变率为 1.4%～9.4%。

对于幽门螺杆菌感染与结肠息肉发生风险的关系问题，目前尚存在争议，然而，多数研究均显示幽门螺杆菌感染者发生腺瘤性息肉的风险较正常人群显著增高，且更易发生远端（直肠、乙状结肠、降结肠）及多发性息肉。

幽门螺杆菌感染造成结肠息肉的发生机制尚不清楚，目前主要认为与胃泌素及环氧合酶 –2（COX–2）有关：幽门螺杆菌感染可以引起血清胃泌素水平的升高，其具有促进消化道黏膜上皮增殖的作用；此外，幽门螺杆菌亦是诱导 COX–2 表达的重要因素，高表达的 COX–2 可以促进肿瘤的发生及发

认识篇

展，40% ～ 90% 的结肠腺瘤性息肉和 90% 的结肠癌患者都存在 COX-2 的高表达。

因此，目前普遍认为，幽门螺杆菌感染可能是结肠息肉发生的危险因素之一。

幽门螺杆菌感染与肠癌有关吗？

肠癌，即结肠癌和直肠癌的统称，是指大肠黏膜上皮在环境、遗传等多种致癌因素作用下产生的恶性病变。肠癌是严重威胁人类健康的恶性肿瘤之一，多数由腺瘤恶变而来，其演化过程（正常黏膜 - 腺瘤 - 癌）一般需要 5 ～ 15 年，其发生与遗传、环境及生活方式等因素有关。目前肠癌的病因尚不明确，而幽门螺杆菌作为消化系统疾病的Ⅰ类致癌原，其与肠癌的相关性问题引起了广泛的关注。

基于"腺瘤 - 腺癌"的演变关系及流行病学调查研究，多数研究者认为，幽门螺杆菌感染可以增加肠癌的患病风险，并可能是在早期阶段——"腺瘤性息肉"阶段影响肿瘤的发生。

幽门螺杆菌感染与肠易激综合征有关吗？

说到肠易激综合征，我们不得不提起一个名词——"经常性的便秘/腹泻肠易激综合征"，它是指大便习惯异常，并伴腹痛、腹胀及大便性状改变，但又缺乏可以解释的形态学异常，是一种肠道功能紊乱性疾病，根据患者的主要症状表现，分为腹泻型、便秘型及腹泻便秘交替型。

肠易激综合征的病因尚不明确，目前已知的可能因素有胃肠道动力紊乱、内脏感觉异常、精神心理及胃肠道感染等。目前研究一般认为幽门螺杆菌感染与肠易激综合征之间可能存在着一定的相关性，肠易激综合征患者的幽门螺杆菌感染率高于健康人群，且有观点认为，其感染可能是导致内脏高敏感性的原因。有研究显示，对于这类患者，在基础治疗的基础上，进行幽门螺杆菌的根除治疗，可以明显提高治疗效果。

　　因此，当你经常性地出现便秘／腹泻，可以进行幽门螺杆菌的筛查，或许可以为疾病治疗找到一个"突破口"。

幽门螺杆菌感染与哮喘有关吗？

　　支气管哮喘是一种常见的呼吸系统变态反应性疾病，常表现为反复发作的喘息、呼吸困难，并伴有胸闷或咳嗽。全世界至少有 3 亿以上的支气管哮喘患者，而中国的患病人数近 2000 万，并且这个数值还在上升。与支气管哮喘，尤其是儿童支气管哮喘患病率趋势相反的是，幽门螺杆菌的感染率在逐年下降，那么，二者之间有什么联系呢？

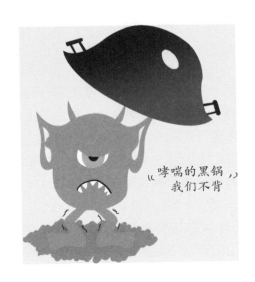

"哮喘的黑锅"
我们不背

　　目前普遍认为，

幽门螺杆菌感染可能是支气管哮喘的保护因素，有调查显示幽门螺杆菌感染可使支气管哮喘的发病风险降低13%，可能的原因有以下几点：

（1）幽门螺杆菌感染后会降低过敏原激发的气道高反应性。

（2）反流性食管病是哮喘的激发因素，而幽门螺杆菌感染可能是反流性食管病的保护因素。

（3）幽门螺杆菌感染会影响胃肠道激素，影响免疫调节的环境。

（4）哮喘患者较正常人群更多地使用抗生素和激素，也会导致幽门螺杆菌的相对低感染率。

（5）卫生假说。

因此，幽门螺杆菌的感染与哮喘发病风险可能具有负相关性，当哮喘患者患有幽门螺杆菌根除适应证时，需在专业医生指导下进行治疗。

幽门螺杆菌感染与鼻炎有关吗？

鼻炎，是指我们鼻腔内的炎症性疾病，鼻窦炎为鼻炎的常见并发症，多由鼻腔内炎症经鼻窦开口向鼻窦内蔓延所致。鼻炎鼻窦炎可分为急性、慢性2种。急性鼻炎鼻窦炎多由上呼吸道感染所致，病程小于12周，主要表现为持续较重的鼻塞、流脓涕、头昏、头痛等；而慢性鼻炎鼻窦炎的病程大于12周，由于其经常反复发作，且间歇期仍不能恢复正常，给患者的日常生活带来了极大的困扰。

对于慢性鼻炎鼻窦炎的病因，目前仍未明确，多认为是由急性期感染转变而来，此外，空气污染、吸烟及内分泌因素也可能在其中发挥了作用。有学者提出，幽门螺杆菌感染是引发感染性慢性鼻炎鼻窦炎的可能诱因，有研究显示在鼻部黏膜可以检测出幽门螺杆菌的 DNA，但并不能肯定其对慢性鼻炎鼻窦炎有无作用。

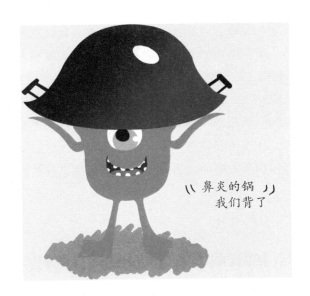

国内也有研究显示，幽门螺杆菌感染与慢性鼻炎鼻窦炎可能有着一定的联系。通过对幽门螺杆菌阳性的慢性鼻炎鼻窦炎患者进行治疗，结果显示，根除幽门螺杆菌者比未根除者治疗效果明显。可见，幽门螺杆菌根除治疗对慢性鼻炎鼻窦炎患者可能具有较好的效果，值得思考。

幽门螺杆菌感染与肺结核有关吗？

肺结核，又称为"痨病"，自人类诞生以来便一直存在于人类社会，是一种古老的慢性传染病，在历史上，它曾在世界范围内广泛流行，夺去了无数人的生命。在当代，我国结核病年发病率占全球发病率的14.3%，位居世界第2位。近年来，我国的肺结核疫情有了显著的改善，但仍然是全球结核病及全球耐多药结核病流行严重的国家之一。

结核病的发病与年老体弱、经济及居住条件落后、文化程度低及卫生习惯不良相关，而这些因素与幽门螺杆菌的感染亦相关，可以看出，两种疾病在一定程度上具有相同的危险因素，那么，它们之间又有什么联系呢？

有调查显示，结核病患者的幽门螺杆菌感染率高于一般人群，且根治幽门螺杆菌对肺结核患者预后的影响明显，能够减少肺结核患者慢性胃炎及药物性胃炎的发生，改善患者食欲及精神状态，继而促进营养状态的恢复，提高肺结核的治愈率。

幽门螺杆菌感染与动脉硬化有关吗？

幽门螺杆菌并不会直接引起血压升高或者动脉粥样硬化等疾病，而是通过影响与其相关的物质及其病理生理功能来产生作用。

• 同型半胱氨酸（HCY）

幽门螺杆菌感染后，消化道对于叶酸、维生素 B_6、维生素 B_{12} 的吸收会出现障碍，引起同型半胱氨酸的升高。而同型半胱氨酸的升高可以抑制血管内皮细胞分泌舒张血管的物质来促进血管收缩，进而导致血压的升高。

• 血脂水平

研究发现，幽门螺杆菌抗体阳性患者中，总胆固醇和低密度脂蛋白水平较抗体阴性者升高，而有抗动脉硬化作用的高密度脂蛋白水平则降低。故幽门螺杆菌感染可以在一定程度上影响体内脂质的代谢，从而增加心血管系统疾病的风险，促进动脉硬化的形成。

• 凝血功能

幽门螺杆菌感染可以使血浆的促凝血物质水平升高，使凝血系统活性增强，并通过损伤血管内皮、刺激血管平滑肌细胞增殖等方式增加血液中血小板的黏附性，从而促发早期动脉粥样硬化。

可见，幽门螺杆菌和心血管疾病存在一定的相关性。如存在幽门螺杆菌感染，需到医院进行评估，合理规范治疗，从而有效减少心血管不良事件的发生。

认识篇

幽门螺杆菌感染与冠心病有关吗？

冠心病，即冠状动脉粥样硬化性心脏病，是由于冠状动脉血管发生粥样硬化，使血管腔狭窄或阻塞，造成心肌缺血、缺氧所致的心脏病。我国的冠心病发病率一直以来"稳居世界前列"。近年来，随着人们生活方式的改变、生活水平的提高，冠心病的发病率逐年攀升，而且呈现年轻化的趋势。目前，最新的流行病学研究显示：幽门螺杆菌感染与冠状动脉粥样硬化性心脏病（冠心病）具有一定的相关性。

冠状动脉病变部位的炎性反应可能先于心血管事件的发

生，炎症可能是动脉粥样硬化的一个重要决定因子。有研究发现，冠心病组患者中幽门螺杆菌阳性率显著高于非冠心病组。幽门螺杆菌感染者血浆内皮素和超敏C反应蛋白（hs-CRP）水平显著升高，幽门螺杆菌感染可能通过促进体内炎性反应，参与了冠心病的发生、发展，从而成为冠心病发病的独立危险因素之一。但也有研究认为，幽门螺杆菌感染只能起到辅助的致病作用，减少幽门螺杆菌感染并不能降低冠心病的发病率及死亡率。对于幽门螺杆菌与冠心病的相关性问题，还需要更多的临床研究来验证。

幽门螺杆菌感染与脑血管病有关吗？

脑血管病，是指脑血管破裂出血或血栓形成，继而引发的以脑部出血性或缺血性损伤症状为主要表现的一组疾病，俗称"中风"。脑血管病一直在我国的致死性疾病中"位列前三"，其余两种疾病分别是恶性肿瘤和心脏病。随着我国居民生活水平的不断提高，人口老龄化趋势日益严重，一些不良生活方式的产生也使脑血管病的危险水平不断提高，近年来，我国脑血管病的死亡率呈上升趋势，严重威胁了人们的健康。

幽门螺杆菌作为消化系统疾病的主要致病菌之一，近年来被发现与胃肠外疾病关系密切，随着研究的深入，人们发现，幽门螺杆菌与脑血管疾病的发生具有一定的联系。有研究发现，缺血性脑卒中患者的幽门螺杆菌感染率（63%）相较普通人群（54%）更高，而这种差异在CagA阳性菌株上表现得更加明显。究其原因，可能与幽门螺杆菌可以促进炎症反应，参与了动脉粥样硬化的发生和发展相关。

可见，及时根除幽门螺杆菌，对于脑血管病的发生，可能起到一定程度上的预防作用。

幽门螺杆菌感染与糖尿病有关吗?

提起糖尿病,大家并不陌生,但作为另一个严重影响人类健康的疾病,其是否和幽门螺杆菌存在关系呢?

• 糖尿病患者易于感染幽门螺杆菌

糖尿病患者由于免疫力降低,易于发生各种急性、慢性感染,而幽门螺杆菌也是人群中常见的具有传染性的细菌之一。糖尿病患者胃内毛细血管会发生变化,同时,由于自主神经病变会造成胃动力不足,食物在胃内停留时间过长,从而刺激胃黏膜产生一系列改变,而更适于幽门螺杆菌的定植。所以糖尿病患者,尤其是已经发生糖尿病并发症的患者,幽门螺杆菌的感染率要高于一般人群。

• 幽门螺杆菌感染会引起血糖波动

幽门螺杆菌感染会导致一系列内分泌变化、刺激细胞因子分泌、影响胃蠕动等,而这些改变都会引起血糖的变化。所以,伴有幽门螺杆菌感染的糖尿病患者往往会有血糖不平稳、波动较大的表现,或者可能出现难以解释的高血糖或低血糖,使血糖难以控制。

• 幽门螺杆菌感染可能促使糖尿病并发症的发生

随着糖尿病患者病情的进展,易于合并动脉硬化、冠心病、脑梗死等大血管病变,而幽门螺杆菌感染可以促使冠心病和脑血管病的发生,二者间相互作用,会增加对机体的损害。

因此，对于糖尿病患者，应重视幽门螺杆菌感染，在医生指导下，合理规范治疗，从而有助于良好地控制血糖以及延缓并发症的发生。

幽门螺杆菌感染与肥胖有关吗？

肥胖症是一种由多因素引起的慢性代谢性疾病，发病原因较为复杂，主要与遗传因素、社会环境、心理因素及运动不足等相关。目前对于肥胖症的诊断以体重指数（BMI）来评价：BMI<18.5 为体重过轻，BMI 在 18.5～23.9 为正常范围，BMI>24 为超重，BMI>28 为肥胖。

有研究显示，幽门螺杆菌感染与肥胖呈正相关，随着BMI 的增加，幽门螺杆菌的感染率也随之增加，正常体重人群的幽门螺杆菌感染率低于肥胖人群。然而，另有学者认为二者之间呈负相关，幽门螺杆菌感染者肥胖的发生率低于正常人群。此外，也有部分研究表明二者之间并无相关性。就目前而言，幽门螺杆菌感染与肥胖的关系在学术界争议较大，仍需进一步的研究及思考。

幽门螺杆菌感染与贫血有关吗？

我们通常所说的"贫血"，可根据发病机制和病因不同分为多种类型。下面来介绍与幽门螺杆菌关系较为密切的两种贫血类型——缺铁性贫血和巨幼细胞性贫血。

• 幽门螺杆菌与缺铁性贫血

幽门螺杆菌感染和缺铁性贫血关系较为密切，其原因主要有三个方面：其一，幽门螺杆菌感染是引起消化性溃疡出血的原因之一，而长期出血会逐渐消耗人体中铁的储备，从而造成缺铁性贫血；其二，幽门螺杆菌感染是引起弥漫性萎缩性胃炎的原因之一，而此种胃炎会使胃酸的分泌减少，从而影响铁的吸收；其三，如果幽门螺杆菌大量繁殖，会消耗人体内的铁，其本身也能干扰铁的代谢。所以，如果出现顽固性的缺铁性贫血，可进行幽门螺杆菌的筛查，以判断是否存在感染。

• 幽门螺杆菌与巨幼细胞性贫血

和缺铁性贫血相似，巨幼细胞性贫血是由于人体内缺乏了另一种造血原料：维生素 B_{12} 和（或）叶酸。幽门螺杆菌产生的内毒素会使感染的人体内产生抗体，这些抗体会"不分敌我"地攻击胃黏膜细胞，久而久之，就会引起胃黏膜的萎缩，从而使胃酸、胃蛋白酶和内因子的分泌减少。而胃酸和胃蛋白酶是人体吸收利用食物中维生素 B_{12} 的必要物质。因此，幽门螺杆菌感染会影响维生素 B_{12} 的吸收，导致维生素 B_{12} 缺乏，从而引起巨幼细胞性贫血的发生。

临床上，对久治不愈的贫血，如果合并幽门螺杆菌感染，根除后可能会获得意想不到的效果。

认识篇

幽门螺杆菌感染与过敏性紫癜有关吗？

过敏性紫癜（Anaphylactoid purpura）又名 Henoch-

Schönlein 紫癜（Henoch–Schönlein purpura），是一种儿童多发的、主要波及小血管的血管炎，常见临床表现包括紫癜、消化道症状、关节痛和肾损害。过敏性紫癜病因及致病机制未完全明确，其病因与感染（细菌、病毒、寄生虫等）、食物（牛奶、鸡蛋、鱼虾等）、药物（抗生素、解热镇痛药等）、花粉、蚊虫叮咬、预防接种及气候季节等诸多因素有关。当患者接触上述致病因素后，在某些遗传因素基础上触发机体异常免疫反应，引起机体免疫调节功能紊乱。目前认为，幽门螺杆菌是过敏性紫癜的发病诱因之一，但其导致过敏性紫癜的致病机制未完全明确，可能与幽门螺杆菌感染后定植在胃黏膜，幽门螺杆菌菌体、鞭毛及其代谢产物等致病因子刺激机体产生异常免疫反应有关。国内外多位学者报道过敏性紫癜患者幽门螺杆菌感染率明显高于非过敏性紫癜患者。普遍认为过敏性紫癜患儿幽门螺杆菌感染的发生概率显著高于健康对照儿童，且幽门螺杆菌感染可能提高过敏性紫癜复发风险，增加消化道、肾脏受累概率。幽门螺杆菌感染可能是过敏性紫癜发病的诱发因素之一及加重胃肠道症状的原因。对过敏性紫癜患儿特别是腹型过敏性紫癜及反复发作的患儿进行幽门螺杆菌检测并根治，是减轻过敏性紫癜的临床症状、缩短疗程、减少复发的有效方法之一。

幽门螺杆菌感染与特发性血小板减少性紫癜有关吗？

特发性血小板减少性紫癜属于临床常见出血性疾病，有急性与慢性之分，主要临床表现为皮肤与黏膜上自发性出现大小不均的瘀斑和瘀点，其中最为常见的是口腔、齿龈、鼻腔、四肢皮下出血及月经过多等现象，严重者可造成颅内与内脏出血，给患者生命安全造成严重威胁。目前，特发性血小板减少性紫癜的发病原因尚不清楚，发病机制还有待进一步研究。近年来国内外研究发现，幽门螺杆菌感染和特发性血小板减少性紫癜的发病与转归之间有明显相关性。研究表明，日本、意大利和中国等地区成人特发性血小板减少性紫癜患者幽门螺杆菌的感染率明显高于正常人群。

对治疗效果不同的两类患者展开血小板计数观察，发现治疗后幽门螺杆菌感染转阴患者血小板计数有显著升高，而幽门螺杆菌感染仍为阳性的患者血小板计数无明显变化。从此可推断，幽门螺杆菌感染的根治对特发性血小板减少性紫癜患者转归也较为有利，从而有效缓解临床症状。

幽门螺杆菌感染与类风湿关节炎有关吗？

若你早晨起床后有关节僵硬的感觉，并且这种感觉持续时间 >1 小时，那么你可能患了类风湿关节炎这种疾病，而上述感觉，被我们称为"晨僵"。

类风湿关节炎是一种常见的自身免疫性疾病，女性患者较为多见，除了"晨僵"现象，关节的疼痛往往是最早期的表现，患者常出现双侧对称性的腕关节、掌指关节及近端指间关节的疼痛，并伴有压痛，晚期患者可出现关节的肿胀及畸形。

首先，我们先来了解一下什么是自身免疫性疾病。外界的抗原进入人体时，免疫系统可以识别这些"侵略者"并对其进行攻击以自我保护，但是，受某些理化因素的刺激时，人体"军队"会攻击自身的组织器官而使其受损。这种"误伤"可见于以下情况：①人体识别系统出现异常，将自我部分错认为"外来者"而对其进行攻击；②病原体的抗原成分与自身细胞的抗原成分相似，在杀伤"入侵者"的同时，自身成分也受到了损害；③某些原因导致自身抗原发生改变，不被自身所识别，也会遭到攻击；④遗传易感者暴露于某种环境因子，如病毒、细菌感染或化学元素，较普通人更易发生自身免疫反应。总而言之，自身免疫性疾病是机体对自身成分发生免疫应答而导致的疾病状态。

　　幽门螺杆菌存在于我们的胃内，通过自身的黏附特性及释放的毒素对我们的胃黏膜直接造成损伤，此外，机体产生的免疫应答反应也是其重要的致病因素之一。有研究认为，幽门螺杆菌的感染可能与多种自身免疫性疾病相关，而类风湿关节炎是多因素所致免疫紊乱引发的疾病，目前认为幽门螺杆菌的感染与类风湿关节炎的发生发展密切相关。

　　血沉和 C 反应蛋白是反映类风湿关节炎活动性的指标，临床研究显示，类风湿关节炎患者中幽门螺杆菌阳性者的血沉及 C 反应蛋白较幽门螺杆菌阴性者高，提示幽门螺杆菌的感染可能诱发类风湿关节炎的活动。此外，类风湿关节炎患者多服用非甾体抗炎药（NSAID），而幽门螺杆菌的感染大大提高了该药物致溃疡病的发病风险，长期应用 NSAID 亦可能增加幽门螺杆菌感染的概率。因此，对于类风湿关节炎患者，尤其长期服用非甾体抗炎药的患者，定期进行幽门螺杆菌感染情况的监测具有重要的临床价值。

幽门螺杆菌感染与脊柱关节病有关吗？

　　严格地说，"脊柱关节病"又被称为"血清阴性脊柱关节病"，是一组慢性炎症性疾病，主要包括强直性脊柱炎、反应性关节炎、银屑病关节炎、炎症性肠病关节炎、幼年性脊柱关节病和未分化脊柱关节病。"脊柱关节病"与 HLA-B27 基因有着很强的相关性，它所包括的所有疾病中 HLA-B27 抗原的表达都有显著的升高。

"脊柱关节病"的病因迄今尚无定论，但目前认为一些感染因素（细菌、支原体和病毒等）可能通过某些途径影响该类疾病的发病及病程进展。

近年来，有研究表明，幽门螺杆菌的感染与 HLA-B27 阳性的疾病有着密切的关系，幽门螺杆菌与人体内 HLA-B27 分子有着相似的抗原成分，该致病菌的感染会激发机体的免疫应答反应，继而对这些机体的外来物种进行攻击，努力将它们清除出去，然而，由于该致病菌与机体内原本就存在的 HLA-B27 分子具有类似的抗原成分，二者的辨识度不高，原本起保护作用的免疫应答亦能攻击人体内正常的组织，而这可能对"脊柱关节病"起着一定的促发作用。

幽门螺杆菌感染与干燥综合征有关吗？

干燥综合征是以眼干、口干为主要临床表现的自身免疫性疾病，主要侵犯泪腺、唾液腺等外分泌腺体，导致外分泌腺体中浆细胞和淋巴细胞浸润而被破坏。该病尚可累及腺体外器官而出现多系统损害的症状，如部分患者可能并发萎缩性胃炎、慢性腹泻等消化系统症状，那么，干燥综合征的发生是否与幽门螺杆菌感染有关呢？

有研究者发现与其他结缔组织病相比，干燥综合征患者具有较高的幽门螺杆菌感染率，但相关的具体致病机制尚不清楚，交叉免疫反应的假说认为，细菌感染后菌体本身与人体细胞有相同的抗原，幽门螺杆菌定植于胃黏膜后，随着病程的推移，可引起慢性炎性反应和全身的免疫反应，诱导自身抗体产生，导致细胞损伤。幽门螺杆菌感染可能作为诱因或加重因素参与干燥综合征的发生发展中，但是幽门螺杆菌根除治疗是否能改善症状和具体的发病机制还需进一步探讨。

幽门螺杆菌感染与甲状腺炎有关吗？

与干燥综合征相似，甲状腺炎也多是由自身免疫反应引起，其病因多种多样，可分为遗传和环境两大诱因，暴露在环境诱发因素下的遗传易感者易引发自身免疫性甲状腺炎。那么，是否可以由此推断出幽门螺杆菌感染与甲状腺炎有关系呢？

临床上观察到自身免疫性甲状腺炎患者幽门螺杆菌阳性率显著高于普通人群的幽门螺杆菌阳性率，细菌以毒力菌株为主，并且甲状腺炎患者血清中幽门螺杆菌抗体（IgG、IgA）与甲状腺相关抗体呈正相关，这表明幽门螺杆菌感染与自身免疫性甲状腺炎存在相关性。幽门螺杆菌可引发胃黏膜急性中性粒细胞浸润，若持续感染，则急性感染转为免疫介导的慢性浸润，促使炎性细胞因子产生、扩散，参与自身免疫性甲状腺炎的发生，其感染可认为是甲状腺相关疾病的危险因素之一。另外，有研究发现，对于感染幽门螺杆菌的自身免疫性甲状腺炎的患者，予以抗幽门螺杆菌治疗后，甲状腺过氧化物酶抗体（TPOAb）和甲状腺球蛋白抗体（TGAb）滴度明显下降，这意味着根除幽门螺杆菌对于防治自身免疫性甲状腺炎可能具有一定意义。

幽门螺杆菌感染与皮肤病有关吗？

近年来越来越多的研究报道显示幽门螺杆菌感染与多种皮肤疾病有关，但是许多研究的结果不一致，甚至相互矛盾，出现这种情况的原因是多方面的，包括疾病类型、社会经济状况、种族、获得幽门螺杆菌感染的时间、既往的抗菌治疗、幽门螺杆菌菌株的差异，以及研究的不符合科学要求等。

一方面，有研究表明幽门螺杆菌感染在多种皮肤疾病中起一定作用，如慢性特发性荨麻疹、酒渣鼻、特应性皮炎、斑秃、过敏性紫癜、银屑病、皮肤瘙痒、多形性红斑及急性发热性嗜中性皮肤病等。研究者们认为虽然幽门螺杆菌仅定植于胃黏膜，但是它可以引起全身的免疫反应和慢性炎症反应，这可能是它引起皮疹的病理生理基础。

另一方面，尽管许多研究者认为幽门螺杆菌参与了荨麻疹发病，但也有研究者经过实验后认为，幽门螺杆菌与慢性荨麻疹无明确相关性。

事实上，幽门螺杆菌并非只有一种，按照致病毒力划分可以分为高毒力菌株和低毒力菌株。有研究表明，高毒力组患者经三联疗法抗幽门螺杆菌治疗后皮疹明显缓解；而低毒力组患者，给予或不予抗幽门螺杆菌治疗，皮疹并没有明显变化。这说明虽然皮疹患者中存在较高的幽门螺杆菌感染，但在进行抗幽门螺杆菌治疗前有必要进行幽门螺杆菌毒力分型，从而在临床中进行更有针对性的治疗，这对避免抗生素滥用等具有重要意义。

需要注意的是，如果治疗幽门螺杆菌感染使用了含铋剂的三联和四联方案，可能出现皮疹、皮肤瘙痒等不良反应，停药后可消失。但这也可能影响对两种疾病相关性的判断。

幽门螺杆菌感染与青春痘有关吗？

青春痘，又称为"寻常痤疮"，在青春期的人群中更易发作，发病率可达到30%～50%，好发于面颊、额部、颏部和鼻颊沟等多脂区，其次在胸部、背部、肩部也常有发生，常常让人烦恼不已。这一节我们来介绍青春痘和幽门螺杆菌之间的关系。

临床研究发现，幽门螺杆菌感染和痤疮的发生有一定的相关性，对痤疮合并幽门螺杆菌感染的患者进行幽门螺杆菌根除治疗，根除成功的患者痤疮病灶有不同程度的减轻，而幽门螺杆菌根除失败的患者病情未见减轻。这表明，根除幽门螺杆菌对于痤疮的治疗有一定的帮助作用。

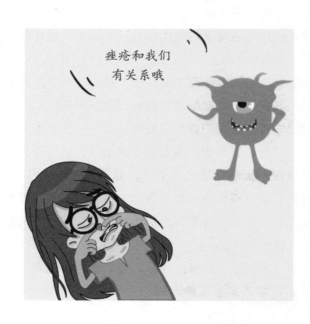

从中医角度来看，痤疮的中医证型最常见的即为脾胃湿热证，其次为肺经风热、痰湿阻滞等。这提示了"湿邪"为痤疮的主要病因病机，因湿性黏腻，故痤疮患者多见面部油腻且缠绵难愈。在前面的内容中，我们已经了解到，"湿邪"在幽门螺杆菌致病中也起到非常重要的作用，因此，两种疾病从发病机制上还是具有相似性的。

幽门螺杆菌与酒渣鼻有关吗？

酒渣鼻是一种常见的慢性皮肤病，多见于中年人群，特别是中年女性。酒渣鼻皮肤损害多发生于面中部，临床症状以毛细血管扩张和红斑为主，还可出现脓疱、皮脂腺增生肥大和丘疹等，常见病因包括食物、药物、接触物、螨虫感染、个体易质感等，但其发病机理目前尚不明确。

幽门螺杆菌是否与酒渣鼻有关呢？这个议题人们已经争论了 20 年。有些研究发现酒渣鼻患者中的幽门螺杆菌患病率要更高，但也有些研究提出了相反的结论。此外，一些研究发现在进行幽门螺杆菌根除治疗后酒渣鼻的症状得到了改善，认为这是两者相关的证据，但反方却认为这是根除治疗中的抗生素对酒渣鼻的治疗起了作用。

总之，幽门螺杆菌是否与酒渣鼻有关，我们还并不能确定，需要进一步的研究论证。

幽门螺杆菌与不孕不育有关吗？

有研究显示感染了幽门螺杆菌者，特别是感染了 CagA 阳性菌株的患者，出现不孕不育的概率可能会增加。

研究者们发现幽门螺杆菌感染在有生育障碍的人群中更为普遍。在感染了幽门螺杆菌的女性的宫颈黏液和滤泡液中，人们发现了幽门螺杆菌抗体，这种抗体可能会降低精子活力，并与精子交叉反应，从而可能阻碍卵母细胞与精子的融合。此外，CagA 阳性的幽门螺杆菌感染会增加先兆子痫的风险，而先兆子痫是造成胎儿死亡的主要原因。

对于男性来说，感染幽门螺杆菌可能会降低精子的活力、生存能力以及正常形状精子的数量，还会使某些炎性细胞因子（如肿瘤坏死因子 $-\alpha$）的水平降低，从而对精子造成损害。

虽然很多证据指出幽门螺杆菌感染会影响生育，但在发展中国家，特别是在非洲，尽管幽门螺杆菌的感染率很高，但出生率却在稳步上升。这就是所谓的"非洲之谜"。对这一悖论，有学者认为是因为在这些国家中寄生虫感染也十分普遍，对寄生虫的免疫反应使得淋巴细胞从 Th1 型主导转为 Th2 型主导，同时产生抗炎症细胞因子，减轻了幽门螺杆菌感染造成的炎症性损害，对精子的有害影响可能不会发生。因此，幽门螺杆菌与生育的关系应进一步进行研究。

幽门螺杆菌感染与儿童龋齿有关吗？

儿童口腔卫生是父母非常关心的问题，我们都知道，儿童龋齿危害很多，如不及时治疗，可以进一步发展导致牙髓炎、根尖周炎，引起剧烈疼痛，甚至引起颌骨骨髓炎，而这些口腔疾病极有可能造成儿童日后恒牙釉质发育不全。此外，口腔内的细菌可以通过消化道蔓延至全身，作为病源灶引起全身其他脏器的疾病，如发热、风湿性心脏病、蛛网膜炎、胃炎、肾炎等。

那么，儿童龋齿和幽门螺杆菌有关系吗？

我国 12 岁以下儿童龋患率达 80.0%。研究表明龋病部位牙菌斑幽门螺杆菌阳性率明显高于非龋病部位，也就是说，幽门螺杆菌极易藏匿于牙菌斑内，幽门螺杆菌和致龋因子在牙菌斑内相互依赖和促进。而且，口腔内的幽门螺杆菌也可沿着消化道进入胃内，造成胃内幽门螺杆菌感染。

因此，儿童龋齿是滋生幽门螺杆菌的温床，注意儿童口腔卫生，预防儿童龋齿发生，可以减少幽门螺杆菌感染及相互传染的概率。

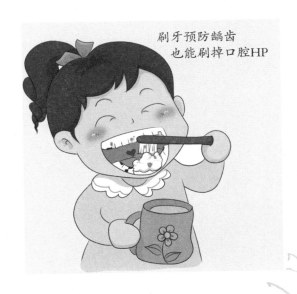

刷牙预防龋齿
也能刷掉口腔HP

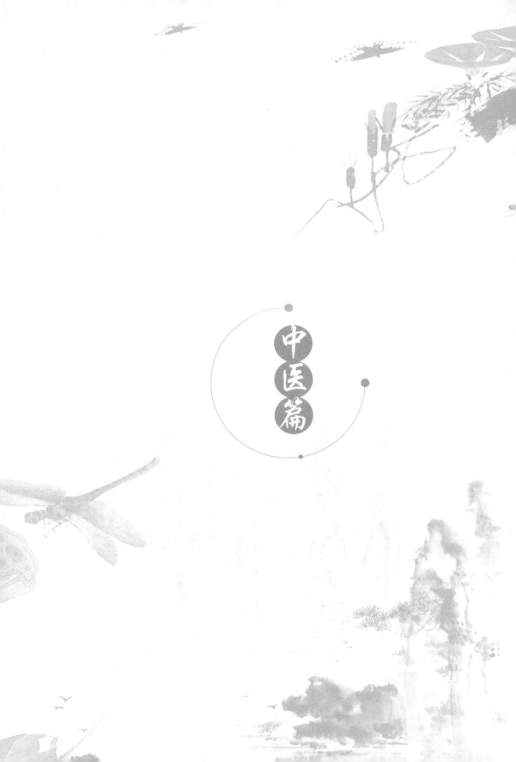

中医篇

脾胃受伤，百病由生

脾与胃，虽然是两个独立的器官，但在中医理论中它们的关系极为亲密，是一个整体概念。脾胃二者，同处中焦，脾气主升、主运化，藏精气而不泻；胃气主降、主受纳腐熟，传化物而不藏。脾与胃在五行属土，以膜相连，在饮食物的受纳、消化、吸收和输布的生理过程中起着非常重要的作用，从而来维持人体正常的生命活动，故称脾胃为"仓廪之本""气血生化之源"。

脾与胃互为表里，为后天之本。二者一阴一阳，纳运相得、升降相因、燥湿相济，相互协调，相反相成。

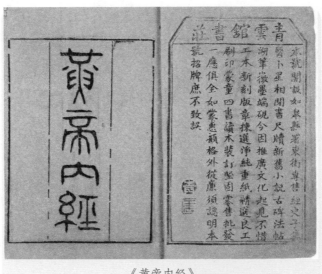

《黄帝内经》

做个比喻，我们的胃就像是一个粮仓，而脾是运输公司。我们吃下去的食物先由胃接纳、研磨，再由脾进行消化，取其精华，把食物中的营养物质转运至全身，是生命健康的轴心力量。

中医学四大经典著作之一的《黄帝内经》有载："正气存内，邪不可干。"其中，所言之"邪"，即为邪气。那么，何为正气？正气，指人体内的元气。正气从何而来？金元四大家之一李东垣所著《脾胃论》有云："元气之充足，皆由脾胃之气无所伤，而后能滋养元气……脾胃之气既伤，而元气亦不能充，而诸病之所由生也。"可见，"脾胃"在正气化生过程中起着非常重要的作用。这也就不难理解"脾胃受伤，百病由生"这句话的含义了。

脾胃湿热与"菌"何缘？

中医和西医是两种不同的医学体系，因而，在对幽门螺杆菌的认识上，两者不尽相同。

幽门螺杆菌为近现代被发现和研究的外源性致病因子，在中医古籍中虽无名称与之对应，但因其性质非风、寒、暑、湿、燥、火之六淫可概括，又因其特异性地侵袭、定植于胃内，引起脾胃损伤，或可传变他脏造成其他脏腑疾病，故可归属于"邪气"的范畴。

幽门螺杆菌为邪气，外邪侵袭，如若感邪者脾胃之气不足或虚弱，则易出现病损，从而引起一系列临床症状。因此，幽门螺杆菌感染的中医学基本病机多为本虚标实，即脾胃虚弱为本虚，幽门螺杆菌为标实。既往脾胃虚弱证患者高感染率的报道反映了脾胃虚弱患者在相同的暴露条件下对幽门螺杆菌更为易感，突出了正虚在发病中的作用，而幽门螺杆菌本身的性质和引起的证候还应责之于湿、热。

脾胃是湿热易发脏腑。目前认为，脾胃湿热是幽门螺杆菌相关胃病发生过程中邪正交争最激烈的阶段，脾胃湿热有利于幽门螺杆菌的入侵、"定居"，而幽门螺杆菌因其具有类似湿热邪气的特点，更容易导致脾胃损伤，进而引起湿热内蕴。在临床诊疗中发现，以消化不良相关症状为主诉的患者中，脾胃湿热证者幽门螺杆菌检出率较高。反之，在幽门螺杆菌阳性患者中，脾胃湿热证患者亦较为多见，是幽门螺杆菌感染相关疾病中最常见的中医证型。

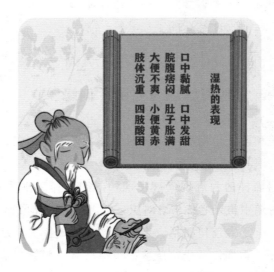

由此，幽门螺杆菌作为一种外邪，在致病因素中属实，往往引起实证或在患者本虚的基础上造成虚实夹杂证候。近年来，多数研究均指出，幽门螺杆菌感染与脾胃湿热之间相互联系，这体现在脾胃湿热是幽门螺杆菌感染相关疾病最常见证候，脾胃湿热证患者感染幽门螺杆菌的概率更高，且与

某些生物学指标具有潜在相关性。这些结果从一定程度上提示幽门螺杆菌本身具有湿、热的性质，加之受累脏腑责之脾胃，二者一喜燥恶湿，一喜润恶燥，邪气入侵可从阴化湿，亦可从阳化热，从而呈现出湿热胶着的证候；再由于患者体质、状态的不同，则又会出现不同的从化、传变及转归，可兼夹气滞、血瘀等其他实证，亦可因实致虚，出现虚实夹杂、寒热错杂的证候。

如何知道自己体内是否有湿热？

任何一种"邪气"都可以在我们的身体上表现出来，湿热也不例外。本节我们就来介绍，如何通过身体的表现来判断自己体内是否存在湿热？

我们可以通过以下的表现来进行简单的自我诊断：

主症：舌苔黄腻、胃脘（胀）痛、大便黏滞不爽、纳呆食少。

次症：脘痞恶心、口苦而黏、肢体困重、渴而少饮。

舌苔黄腻，同时具备其余两个主症；或舌苔黄腻，同时具备其余一个主症，再加上两个次症；或舌苔黄腻，同时具备三个以上次症，即可判断为存在湿热。

不难看出，在"湿热"的诊断中，"舌苔黄腻"为主症之首。那么，如何来看我们的舌头呢？

在清晨起床后，刷牙前或刷牙后（注意不要用牙刷刻意将舌苔刷

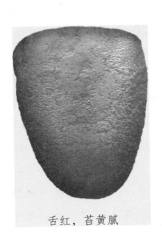

舌红，苔黄腻

掉），站在光线明亮的镜子前，将自己的舌头放松伸出：①观察舌质，也就是舌苔下面舌体的颜色，一般情况下，平和体质人的舌质是淡红色，而湿热体质的人舌质是偏红的。②观察舌苔。平和体质人的舌苔是薄白的，而湿热体质人的舌苔是黄而腻的。黄，自不用说，就是我们所说的黄色，亦有深浅之分。而何为腻苔呢？腻苔即形容苔质颗粒细腻致密，均匀成片，紧贴舌面，中厚边薄，揩之不去，刮之不易脱落。

此外，湿热之人多有面垢油光、爱生痤疮粉刺，嗜食辛辣、肥甘厚味，喜于酗酒，久居湿热环境的表现。

我们可以对照以上表现进行"自我诊断"，如果自觉"对症"，可以到医院的中医科服用中药代茶饮或煎煮小中药来进行调理，使自己的身体保持在最佳的状态。

幽门螺杆菌感染与中医学"从化关系"

"从化"，即病邪袭人，可随体质差异、邪侵部位、时间变化及治疗情况等因素而发生性质改变。其中，患者体质因素对感邪后不同的从化转机具有至关重要的作用。章虚谷《医门棒喝》提出"邪之阴阳，随人身之阴阳而变也"，说明了"体质从化学说"在疾病转归中发挥的决定性作用。正如《医宗金鉴·伤寒心法要诀》所云："人感受邪气虽一，因其形脏不同，或从寒化，或从热化，或从虚化，或从实化，故多端不齐也。"西医学亦认为，体质等宿主因素对感染病原体后疾病的转归有一定影响。

大部分学者认为幽门螺杆菌感染属于中医"邪气"的范畴，具有湿热邪气的特点。湿热邪气侵袭人体后，其转归与体质从化有很大的关系。薛生白在《湿热论》中提出"湿热病属阳明、太阴者居多，中气实则病在阳明，中气虚则病在太阴"。同样感染幽门螺杆菌，脾胃虚弱之人则易发展为脾胃虚寒证或脾胃虚热证，而内热素盛之人则易发展为脾胃湿热证或肝胃不和证，而且，同为脾胃湿热证，也有湿大于热、热大于湿、湿热并重之不同。

由此可见，幽门螺杆菌感染的表现、病机及转归符合中医学的"从化"理论。在幽门螺杆菌的治疗中，如果可以根据"从化"理论，早期截断病势，早期干预，则可以明显提高治疗效果。

幽门螺杆菌感染与中医学"同气相求"

《黄帝内经》中提出："形寒饮冷则伤肺，以其两寒相感，中外皆伤，故气逆而上气。"意思是说，喜食冷饮、冷食，素有内寒，则易感受外寒，形成两寒合邪而易发鼻衄、咳嗽、哮喘等病证，这实际就是中医学内外合邪、同气相求致病特性的体现。《医理辑要·锦囊觉后篇》的论述更为全面："要知易风为病者，表气素虚；易寒为病者，阳气素弱；易热为病者，阴气素衰；易伤食者，脾胃必亏；易劳伤者，中气必损。"

临床研究发现，在脾胃湿热证患者中幽门螺杆菌的感染率要高于其他证型患者。可见，幽门螺杆菌感染也是一种"内外合邪，同气相求"的疾病，这就要求我们不能仅局限于见菌杀菌，应了解容易感染幽门螺杆菌的内伤基础、气候因素、社会环境因素等，把治病看成是调节人与自然协调平衡，人体内在阴阳脏腑平和的途径。

幽门螺杆菌感染与中医学"正虚菌入""菌入正虚"

中医学中的"邪气"泛指一切致病因素，而"正气"是人体内具有抗邪愈病作用的各种物质的总称。幽门螺杆菌作为邪气，与正气在相互斗争中发生的盛衰与消长变化，贯穿疾病的始终，与疾病的发生、发展和预后有着密切的关系。

在临床中发现，夫妻共同生活，妻子存在幽门螺杆菌的感染，丈夫却不存在感染，这即是"正气强"的缘故。"正气存内，邪不可干"，意思是说，正气旺盛，足以抵抗邪气的入侵，即使受到邪气的侵犯，也能消除其不良影响，不会发病。反之，若正气虚弱无力，则无法抵抗幽门螺杆菌，便会发病，中医学称之为"正虚菌入"。

幽门螺杆菌入侵人体的初期，人体的气血津液还没有受到明显的影响，以邪气盛为主要矛盾，正气尚能积极与之抗争，正邪斗争激烈，以实证为主要表现。若正气不能"祛菌外出"，气血津液逐渐消耗，正气不足，无力抗菌，就会出现正气虚损的虚证，我们称之为"菌入正虚"。

辨病论治——勿失其所

我们已经了解到，幽门螺杆菌感染可以导致多种消化道疾病，是引发胃炎、消化道溃疡、胃癌的原因之一，幽门螺杆菌定植于胃黏膜后，若长期不能根除，随着疾病的进一步发展，可加重胃黏膜炎症，病程多呈现"非萎缩—萎缩—肠上皮化生—上皮内瘤变—胃癌"的发展趋势，对于不同的消化道疾病及不同的病理表现，也需针对性治疗。如对于胃黏膜溃疡、糜烂、出血患者，可酌加白及、连翘、蒲公英、仙鹤草等敛疮止血生肌的中药；胃镜下可见胃黏膜颗粒状增生或突起者，可酌加三七、当归、赤芍等活血化瘀的中药；病理伴有肠上皮化生、不典型增生或癌变的患者，可加藤梨根、白花蛇舌草、白英、半枝莲等具有清热解毒、防癌抗癌作用的中药。

然而，在临床诊治中，由于临床医生对疾病信息的采集和分析存在较大差异，且多根据自己经验进行诊治，往往难以形成规范性用药。因此对于不同的幽门螺杆菌相关性胃病，了解其证型的演变规律，可为其辨证分型提供客观依据，从而将辨病辨证结合起来，以指导临床治疗。

例如，因幽门螺杆菌感染相关性慢性萎缩性胃炎（CAG）多由慢性浅表性胃炎（CSG）或其他慢性胃病发展而来，病程较长，病情迁延难愈，正气耗损，"久病多瘀"，所以，幽门螺杆菌感染相关性 CAG 患者脾胃虚弱证及血瘀、气虚证出现频率较 CSG 增高。临床治疗中，我们就可以结合不同胃病及病理表现增加辨证准确度，从疾病的全局考虑治疗方法。

辨证论治——勿失其属

"证"是疾病发展过程中某个阶段病理属性的概况。由于幽门螺杆菌感染是外邪由表及里、由脾胃到他脏传递的过程，加之邪气性质、患者体质也会有所差异，因此不同患者在疾病的不同阶段也会表现出不同证候。我们需根据患者的具体情况仔细斟酌，有的放矢，以达最佳疗效。

•脾胃湿热证

对于幽门螺杆菌感染的患者，脾胃湿热证是最常见的证型。幽门螺杆菌作为一种"邪气"，侵犯人体，与正气相搏，气机壅滞，水湿不运，郁而化热，故早期感染多以实证为主，脾胃湿热证是幽门螺杆菌相关胃病发生过程中邪正交争最剧烈的阶段，该证也是幽门螺杆菌感染最常见的证型。以消化不良相关症状为主诉的患者中，脾胃湿热证细菌检出率较高。该类患者临床主要表现为胃脘疼痛，口渴不欲饮，恶心纳呆，小便黄，大便黏腻，舌质红，苔黄腻，脉滑数。

•肝脾不和证

肝脾不和证也是幽门螺杆菌感染患者常见证型之一，表现为胃脘及胁肋部疼痛，喜叹息，反酸嗳气，舌苔白或黄，脉弦。此类患者常伴有情志不遂、精神抑郁、夜寐不安等肝气郁结的症状。

•胃络血瘀证

胃乃多气多血之腑，气为血帅，气行则血行，气滞则血瘀，瘀血停滞于胃，疼痛状如针刺且固定不移，入夜尤甚，瘀血不净，新血不生，故嘴唇紫黯，面色晦暗，女性可见痛经及血块，患者舌质紫黯或有瘀斑，脉涩。

•胃阴不足证

胃属阳腑，喜润恶燥，气郁化热，热伤胃阴，阴津亏虚胃络失养，这类患者可有胃脘隐痛，阴液亏乏，则咽干唇燥，大便干结，舌体瘦小，舌质嫩红，少苔或无苔，脉细数等，均是胃阴不足之象。

• 脾胃虚寒证

若幽门螺杆菌持续感染不能根除，必耗损正气，累及脾阳，脾胃阳虚，不能温煦四末，所以疾病后期，多有虚寒之象，患者常表现为胃脘隐痛，喜温喜按，畏寒肢冷，食欲不振，便溏，舌淡胖，苔薄白，脉沉细。

辨体论治——何种中医体质喜"与菌同行"？

相信很多患者曾有这样的疑惑："大夫，我平时非常注意就餐习惯，可为何幽门螺杆菌感染又复发了？但我的一个朋友，经常外出就餐，而且他的爱人就有幽门螺杆菌感染，为什么他却没有被传染呢……"这时，医生会解释说："每个人的体质不同，对疾病的易感性和倾向性也是不同的。"那究竟什么是体质？体质与幽门螺杆菌感染有何关系？哪些体质更容易感染幽门螺杆菌呢？

体质，是先天禀赋（遗传因素）与后天饮食、年龄、性别、劳逸、情志等多种因素共同作用的结果。疾病的发生、发病的倾向、预后转归以及治疗方法的选择都与体质有着密不可分的关系。

在上文提及的"幽门螺杆菌—脾胃—湿热"这一关联中我们不难发现，幽门螺杆菌感染与中医学湿热证型有着密切的联系。而湿热体质是形成湿热证的重要因素之一。故在临床中，湿热体质的患者与其他体质患者相比，更容易感染幽门螺杆菌。此外，气虚体质的患者也较容易存在幽门螺杆菌的感染。但体质并非一成不变，人们可以通过改变饮食结构、改善生活规律而调整体质，或者可以通过清热化湿的药物来使自身的体质状态更加趋于平和。对于幽门螺杆菌感染的患者，体质的改善有助于根除率的提高、临床症状的缓解，更可以起到预防感染复发的作用。

辨菌论治——勿失其因

幽门螺杆菌感染不仅与慢性胃炎、消化性溃疡、MALT淋巴瘤等消化系统疾病密切相关，而且与心脑血管、内分泌、呼吸、泌尿、血液等多个系统疾病存在一定相关性。感染幽门螺杆菌后，可以形成脾胃湿热、肝胃不和、脾胃虚寒等多种证型，可能有反酸、胃灼热、胃痛、食欲不振等多种临床表现。幽门螺杆菌作为疾病的启动因子决定了这些疾病的发展进程，形成不同的证型，产生不同的临床症状，是治疗中不可忽视的根本病因。

中医学素来讲究审因论治，《黄帝内经》中说："诊病不问其始……何病能中。""必伏其所主，而先其所因。"《三因极一病证方论·五科凡例》说："凡治病，必须识因，不知起因，病源无目。"因此，对于幽门螺杆菌感染相关疾病，针对病因的辨菌论治贯穿治疗的始终。

多种单味中药或中药复方被证实有体外抑菌和逆转细菌耐药性的作用。体外实验表明：黄连、黄芩、大黄、丹参、吴茱萸、延胡索、陈皮、土荆芥、左金丸、香连丸等中药单药或复方的体外抑菌作用很强，与抗生素联用对幽门螺杆菌具有良好的体外协同杀菌作用。因此，在幽门螺杆菌的治疗中，可以在西医标准根除治疗或中医辨证论治的基础上，适当加入具有抑菌或杀菌作用的中药，使治疗更有针对性，提高疗效。

择机论治——勿失气宜

在幽门螺杆菌感染的治疗中，中西医学都积累了很多成熟的经验，在治疗上各有千秋。中医治疗具有安全、有效、低毒等优势，有着深厚的群众基础。西医治疗根除率高，靶向性强，药物作用机制明确，是幽门螺杆菌标准治疗的重要组成部分。在幽门螺杆菌的治疗中，采用中西医结合的方式，可以提高临床疗效，减少药物引起的副作用。但是中西医结合治疗，绝不是中西药物的累积、叠加。在幽门螺杆菌的治疗中，掌握中西药物合理应用的时机是至关重要的。

我国著名的消化内科专家胡伏莲教授把幽门螺杆菌的个体化治疗分为三个阶段：治疗前准备阶段、标准治疗阶段、巩固治疗阶段。我们认为，在不同的阶段，中药有不同的"用武之处"。

对于年老体弱一般状态差、临床症状明显、难以耐受标准治疗或难治性幽门螺杆菌感染的患者，可以先用中药缓解症状，改善内环境，再进行西医标准治疗；在标准治疗阶段，中药联合西药可以提高标准治疗的根除率，有效改善患者症状；在巩固治疗阶段，中药可以有效减少复发率。

中医如何看待幽门螺杆菌的治疗？

中草药等天然药物的应用已历经数千年的漫长岁月，这使得我们有理由相信，天然药物早已在非经意间用于幽门螺杆菌相关疾病的治疗，尽管其目的并非抑杀幽门螺杆菌。中药对于幽门螺杆菌的作用优势很大程度上并不在于体内直接杀菌，而在于提高既有方案的有效率，其作用机制可能与改善胃内环境、降低幽门螺杆菌活力、调节幽门螺杆菌主动外排泵系统、抑制耐药基因的表达等相关。

•由表及里，认识幽门螺杆菌感染

外邪致病，羁留不去，有着由表及里、由浅入深的传变过程。幽门螺杆菌自口而入，定植于胃，若不经治疗，则长期带菌，引起消化性溃疡、功能性消化不良等上消化道疾病，促进胃黏膜炎症（非萎缩→萎缩→肠上皮化生→上皮内瘤变→胃癌）的发展，同时幽门螺杆菌与多种胃肠外疾病密切相关，累及多脏器、多系统。不难看出，幽门螺杆菌的感染过程正是对外邪由表及里、由口及胃、由脾胃到他脏传递的演绎；在其传递的过程中，又因为邪气性质的差异、患者脏腑功能的强弱、阴阳的盛衰等因素而出现不同的转化，在不同的患者身上表现出或有或无，或轻或重的症状体征，以及受累脏腑、疾病类型的不同。

•司外揣内，把握幽门螺杆菌检测

司外揣内是从局部到整体、从现象到本质的辩证思维方法，是中医学整体观念的重要体现。舌为脾之外候，苔由胃气上蒸而成，五脏六腑皆禀气于胃，又通过经脉与舌相连，因而望舌是中医诊断司外揣内的重要手段，尤其是舌苔的变化能够反映邪气的盛衰。幽门螺杆菌感染是典型的外邪致病，且在胃内定植，其与口腔有着一定的联系。中医学家们近年来通过幽门螺杆菌相关的证候学研究，以及舌苔、口腔异味等与幽门螺杆菌感染关系的研究，提示了通过患者口腔表征来推测幽门螺杆菌感染的可能性。一方面，幽门螺杆菌感染者脾胃湿热证多见，反之脾胃湿热证患者幽门螺杆菌检出率亦较高，故脾胃湿热证的舌苔及口腔内症状可能是胃内幽门螺杆菌感染的状态反应，提示对于湿热型脾胃病患者需要更加关注幽门螺杆菌的检测；另一方面，舌苔及口腔内症状可能提示着口腔内幽门螺杆菌的存在，对于以相关口腔症状为主诉的患者可进行幽门螺杆菌感染筛查，阳性患者可能还需要针对性口腔护理或洁治，尤其还需要关注其幽门螺杆菌感染复发的问题。这些方向尚需要更多大样本、长期随访的前瞻性研究来验证。

• 扶正祛邪，促进幽门螺杆菌根除

"邪之所凑，其气必虚。正气存内，邪不可干"是中医对于外邪侵袭是否致病的基本认识，扶正祛邪、"补不足、损有余"是治疗大法。以往的中西医结合治疗幽门螺杆菌方案中，中医治法往往重视祛邪，多运用清热、化湿、解毒等药，虽疗效显著，但却未必能够"包打天下"。近年来胃肠道微生态成为消化系统疾病，尤其是幽门螺杆菌感染、炎症性肠病、肠易激综合征领域的热门话题。胃肠道内数百种细菌之间，以及它们与人体之间构成了复杂的生态关系，其中共生菌和条件致病菌的平衡是维持机体健康的重要条件，而应用微生态制剂对共生菌进行补充，能够通过其产生某些抗菌物质或发挥黏附竞争等作用而达到抑制幽门螺杆菌生长的作用。这种菌群之间的动态平衡、通过补充有益菌而防治有害菌的治疗手段与中医阴阳平衡、扶正祛邪理论均有相通之处。因此胃肠道共生菌即是幽门螺杆菌感染"正气"的一种表现形式，西医的益生菌、益生元、合生元正是通过直接或间接地"扶正"来达到"祛邪"——根除幽门螺杆菌的目的。

中药可以直接杀菌吗？

随着幽门螺杆菌根除方案中抗生素的耐药性不断增加，且开发针对性的新化合物困难重重，国内外学者将目光聚焦到天然药物领域，尝试从传统药材中寻找有效的抗菌物质。我国使用中药材已有数千年的历史，且取材广泛，炮制工艺繁复，剂型多样，组方灵活，拥有极大的资源储备，因此也是天然药物研究的重要领域。中药材种类繁多，功效各异，其中清热燥湿、清热解毒类药物具有较强的抗幽门螺杆菌作用。

黄连，其主要成分盐酸小檗碱能够抑制幽门螺杆菌的生长与呼吸，通过抑制葡萄糖和糖代谢中间产物的氧化过程来杀灭幽门螺杆菌。

槟榔，能够迅速抑制幽门螺杆菌与胃黏膜的黏附能力，使幽门螺杆菌死亡，进而排出体外。

吴茱萸，能够抑制幽门螺杆菌释放强力炎症递质，使其失去黏附于胃黏膜上皮的能力。

乌梅，作为药食两用品，不仅能够在体外条件下直接抑制幽门螺杆菌的生长，还作为经典方剂乌梅丸的主要药物，对寒热错杂型的慢性胃炎有良好的疗效。

大蒜素及其分解产物，其含有的有机硫化合物能穿过细菌细胞壁磷脂双分子层，破坏幽门螺杆菌生物膜结构的胞外多糖基质，从而使药物分子更好地渗入菌体深层，起到杀菌作用。

土荆芥，经本书编者研究发现，能够抑制幽门螺杆菌普通菌株和耐药菌株的生长，并且能够协同抗生素加强杀菌效应。土荆芥还能够在低浓度下干预幽门螺杆菌向胃黏膜黏附的行为，从而具有减少幽门螺杆菌定植和预防感染的潜力。含有土荆芥的药物已成为当前治疗幽门螺杆菌感染中应用最为广泛的中成药。

百药煎，是由五倍子和绿茶共同发酵制成的一种中药饮片，有清热生津的作用。经本书编者研究发现，百药煎单药具有体外抗幽门螺杆菌作用，在动物体内也有一定的清除幽门螺杆菌作用。百药煎作为中药饮片，在辨证用药的前提下，可以加入中药汤剂共同煎煮，以提高中药汤剂抗幽门螺杆菌的效果，尤其适用于有口干、口苦症状的患者。

此外，研究发现，苦参碱、黄芪苷、大黄素、黄连素均能破坏幽门螺杆菌荚膜，使其分泌多糖的能力下降，从而影响菌株黏附。大黄素、黄连素、五味子、黄芪苷对克拉霉素耐药的幽门螺杆菌有明显抑制作用。浙贝母的有效成分贝母素甲盐酸盐对耐药机制不同的 3 种耐药菌均有不同程度的逆转作用。

中医学眼中的"抗生素"

抗生素是由微生物产生，能抑制或杀灭其他微生物的物质，治疗急性期的感染性疾病往往能迅速起效。可以说，抗生素的出现帮助人类解决了很多棘手的问题，那么，从中医学的角度来说，它是一种怎样的药物呢？

急性期炎症性疾病的患者，往往有热毒炽盛的实证表现，治疗上则需"攻邪""泻实"，抗生素味苦性寒，与清热解毒的中药类似，所以，用于急性期的患者往往行之有效。但是，"苦寒败胃""形寒饮冷则伤肺"，正是由于抗生素苦寒的药性，易伤脾阳，久用或过用易郁闭气机，引发寒证，损伤人体脏腑。有些患者服用抗生素一段时间后，会出现疲乏、食欲不振、腹泻、手足冷、唇舌苍白等症状，尤其是素体阳虚的老人及慢性疾病患者，过用抗生素更易导致寒郁加重。所以，患者应在医生指导下使用抗生素，切勿滥用，谨慎把握抗生素的用药时机及方式。

治疗幽门螺杆菌只用苦寒药吗？

幽门螺杆菌作为一种外源性致病因子，其本身具有湿热的特点，易致脾胃损伤、湿热内蕴。对于幽门螺杆菌感染的患者，湿热既是幽门螺杆菌感染的外在因素，又是它赖以生存、繁殖的内在环境。"补不足，损有余"，改变湿热的生存环境将有利于细菌的清除。此外，很多清热利湿解毒的中药被证实有体外抑制细菌作用，可以说，苦寒药是幽门螺杆菌中医治疗中不可或缺的。

但是，在疾病发展的不同阶段，患者往往有不同的证型表现，幽门螺杆菌感染的急性期多以"祛邪"为主。细菌侵入人体后，随着病程的进展，势必会耗伤正气，造成病理产物堆积，治疗中可适当加入党参、白术、黄芪、茯苓、甘草等中药补虚扶正、益气健脾；舌黯有瘀斑的患者可加入元胡、丹参、红花、乳香、没药、益母草、桃仁、莪术类活血化瘀药；脾胃虚寒怕冷者可酌加桂枝、乌药温阳散寒。另外，由于胃病多是慢性病程，需长期服药，应考虑药物偏性及患者依从性的问题，药性应尽量平和，祛邪要防止大苦大寒伤及中阳、大热大燥耗伤胃阴，补虚时温阳防其燥、补气防其滞，用药宜做到攻补兼施、寒温并用、升降相随、润燥相濡，所以，临床中，只使用苦寒药是不够的，补虚、理气、活血、通腑、清降的药物宜结合运用。

对抗幽门螺杆菌感染，可以"中西结合"吗？

在幽门螺杆菌感染的治疗中，由于菌株耐药、基因型、疾病类型、病理类型、家族史、地理因素等均对用药方案、疗效预后有显著的影响，因此临床中根据每位患者的具体情况仔细斟酌、制订个体化的方案是目前西医学界强调的临床策略。

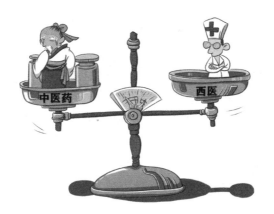

辨证论治是中医学的精髓，证是对疾病在某个阶段性质的高度概括，并随着疾病的发生发展而变化，是中医学个体化施治的体现。随着对疾病认识的不断深入、体质学说的不断发展，中医个体化治疗早已不再局限于辨证，而是辨证、辨病、辨体的三位一体模式。中医辨证体系丰富，方药化裁多端，是对幽门螺杆菌个体化治疗的极大补充。

中医药能够有效缓解临床症状，但由于证候、用药过于庞杂，不利于形成具有代表性的、能够较广泛应用的方案，规范性不足；西药机制及靶点明确，方案适用于广大人群，但面临着抗生素耐药及不良反应相对多见的不足，同时个体化相对薄弱。因此，在幽门螺杆菌的治疗中，中西医并重，能够相互取长补短、相辅相成，从而形成由个体到规范、再到规范指导下完善个体的综合治疗和评价体系。

中药可以和治疗幽门螺杆菌的西药一起吃吗？

临床治疗中，很多患者会有这样的疑问："医生给我开了根除幽门螺杆菌的药物，但抗生素副作用比较大，可以同时服用中药减轻不适症状吗？"抑或"配合中药根除幽门螺杆菌，根除成功的概率会提高吗？"

答案是肯定的，中药在减轻药物副作用、提高根除率、缓解不适症状等方面都有确凿的作用。有研究表明，多种清热解毒的中药及复方制剂与三联药物联合能有效提高幽门螺杆菌根除率。同时，根据患者个人情况，辅以中药，可以帮助减轻胃肠道不适症状、增加疗效。

但是，要注意中药的服用时间最好与西药间隔至少半小时。

此外，在服用益生菌辅助治疗时，不能与黄芩、黄柏、金银花、连翘等有较强抗菌作用的中药一起服用。

煅龙骨、煅牡蛎等碱性中药如与枸橼酸铋钾合用，可使疗效降低。

鞣质较多的中药（如五倍子、诃子、地榆、虎杖）与酶制剂（胃蛋白酶、淀粉酶、胰酶等）合用，会降低利用度。

所以，如若配合服用中药或者中药复方制剂时，可咨询医生，合理服用。

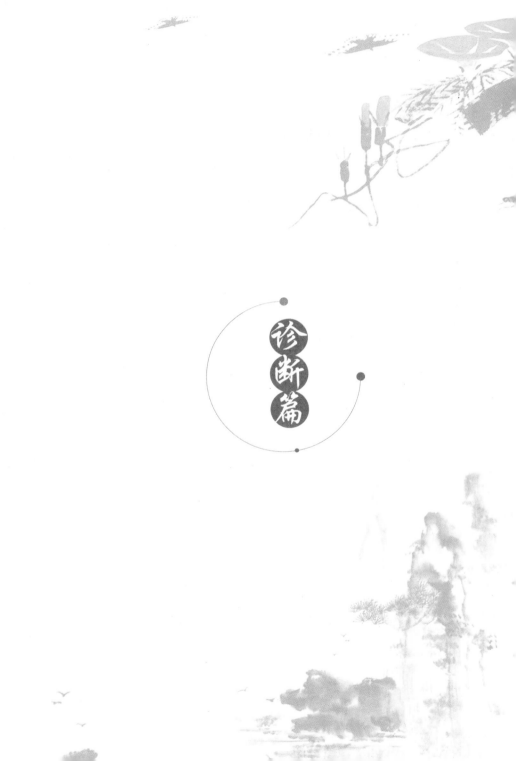

诊断篇

感染幽门螺杆菌有"信号"吗？

如果去问一问每位患者是如何发现自己存在幽门螺杆菌感染的话，相信答案不尽相同：

"我容易反酸、打嗝，大夫让我做个检查，这才发现自己有幽门螺杆菌的感染……"

"自己总是感觉口中有异味，去医院看，医生让我做了一个吹气检查，没想到是因为幽门螺杆菌细菌感染导致的……"

"前几天知道我家里有人感染了幽门螺杆菌，听说会传染，就去医院做了个检查，这才发现自己也有感染……"

"我没有什么不舒服的症状，就是在单位体检的时候发现的……"

那么，当幽门螺杆菌悄悄入侵的时候，会留下什么"信号"来提醒我们呢？

（1）易导致湿热证形成：湿热体质有利于幽门螺杆菌的入侵、定植，同样，幽门螺杆菌感染后会致脾胃损伤，运化失常，湿热内蕴，出现湿热体质的症候特点，所以，幽门螺杆菌感染的患者常表现出胸膈满闷、小便黄赤、大便黏腻、舌苔黄腻等湿热证的特点。

（2）易致消化系统疾病：幽门螺杆菌感染的人群中，有15%～20%会发生消化道溃疡，5%～10%发生消化不良，约1%会发生胃恶性肿瘤（胃癌、MALT淋巴瘤），故部分患者出现食欲减退、反酸、胃灼热、恶心、腹胀等消化不良症状或胃镜检查发现消化道黏膜萎缩、糜烂、溃疡，病理检查出现肠化、上皮内瘤变等癌前病变甚至癌变时，应考虑有无幽门螺杆菌感染。

（3）警惕胃肠外疾病：幽门螺杆菌不仅是某些消化系统疾病的"始作俑者"，也可能是某些胃肠外疾病的"罪魁祸首"。有研究表明，出现不明原因缺铁性贫血、特发性血小板减少性紫癜、维生素 B_{12} 缺乏症等疾病时，对幽门螺杆菌阳性患者进行根除治疗可明显缓解症状或起辅助治疗作用，有必要对这类患者进行幽门螺杆菌检测。另外，上文中提到的其他胃肠外疾病，如冠状动脉粥样硬化性心脏病、帕金森病、肾病综合征、哮喘等疾病与幽门螺杆菌感染呈一定的相关性，虽然其中部分与幽门螺杆菌感染的因果关系尚不明确，但仍应及时就诊检测有无幽门螺杆菌感染，根据获益情况决定是否行进行根除治疗，以去除幽门螺杆菌感染对疾病的影响。

（4）家人中存在幽门螺杆菌感染：幽门螺杆菌是一种感染性疾病，可在人—人之间传播，共用碗筷的家人可成为其主要"侵袭"对象，如果家人存在幽门螺杆菌感染，很可能自己也已经成为感染者，这也是部分医生建议全家人进行幽门螺杆菌检测并根除的原因。

当然，临床中多数患者并不会出现不适症状及相关并发症，但是，当出现上述"信号"时，应及时就医，在医生指导下进行治疗，以控制相关疾病进展、阻止再次传播。

常规体检需要检查幽门螺杆菌感染吗？

幽门螺杆感染是消化道溃疡主要致病因素，是胃黏膜炎症、萎缩、肠化生的重要启动因子，其已被国际癌症研究机构列为第一类癌病致病原，目前认为幽门螺杆菌感染是预防胃癌最重要的可控危险因素。我国是胃癌发病率和病死率较高的地区，上消化道肿瘤的发病率和死亡率均高于世界人口标准，处于较高水平，而胃癌患者胃内幽门螺杆菌的感染率明显高于非胃癌患者，所以，幽门螺杆菌的检测及治疗是预防胃癌发生发展的重要环节。我国幽门螺杆菌的感染率较高，胃癌发病率地区差异大，在费用支持的情况下，常规体检检查幽门螺杆菌感染是有必要的，可以让更多人群在体检中做到早发现、早诊断、早治疗。特别是常伴有消化不良症状的人群，早期诊断与治疗可减少胃炎、消化道溃疡及胃癌的发生风险。

吹口气儿就能知道感染吗？

"我的胃不舒服，医生为什么让我去吹气呢？"

"碳－尿素呼气试验是怎么把幽门螺杆菌'揪'出来的？这种检查方法准确吗？"

前文中提到，幽门螺杆菌可以产生一种独特的酶类，叫尿素酶，尿素酶的作用是将尿素分解为氨和二氧化碳。在检查中，当受试者服下用 ^{13}C 或 ^{14}C 标记的尿素后，如果胃中存在幽门螺杆菌的感染，尿素就会被分解为氨和被 ^{13}C 或 ^{14}C 标记的二氧化碳。而这种带标记的二氧化碳会被小肠吸收并进入血液，进而通过肺循环被呼出来，于是，通过检测受试者呼出的二氧化碳中是否带有 ^{13}C 或 ^{14}C 标记，就能检测出受试者的胃内是否存在幽门螺杆菌的感染了。

研究证实，碳－尿素呼气试验是一种既安全简单，又较为准确的非侵入性检测方法，目前在临床中已得到广泛应用。

什么是呼气试验？

呼气试验，是一种检测胃内是否存在幽门螺杆菌感染的检查方法，全称为"碳－尿素呼气试验"，根据用于标记的碳核素（C）的不同，可分为 ^{13}C－尿素呼气试验（^{13}C–UBT）和 ^{14}C－尿素呼气试验（^{14}C–UBT）两种。顾名思义，这种检查方法需要采集受试者呼出的气体，那么，"进行'碳－尿素呼气试验'检查的过程是怎样的？只要吹气儿就可以吗？"

以 ^{13}C–UBT 为例，其大致的检查过程如下：

受试者从检查前一晚进食晚餐后到次日检查前不要进食水，也就是医生通常所说的"空腹来做检查"——在医生指导下完成第一次吹气（不必大口吸气，以正常呼吸的力度将肺中的气呼出即可）——用凉开水或矿泉水 50mL 送服 ^{13}C－尿素试剂，同时开始计时 30 分钟——完成第二次吹气（根据检

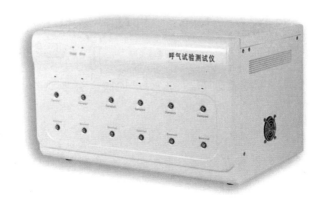

呼气试验测试仪

查方法的不同，可能需要完成第三次吹气，即在 20 分钟时多
吹一次）。

"做碳 – 尿素呼气试验之前需要注意哪些问题？"

除了上文提到的检查前要空腹外，为了保证检查的准确
性，受检查者也要关注一下自己的用药史，检查前应停用质
子泵抑制剂至少 2 周，停用抗生素、铋剂、抗菌作用中药至
少 4 周，以防出现假阴性结果。

^{13}C 和 ^{14}C 呼气试验有什么区别？

上文已经提到，呼气试验根据试剂碳核素标记的不同，
可分为 ^{13}C– 尿素呼气试验（^{13}C–UBT）和 ^{14}C– 尿素呼气试验
（^{14}C–UBT）两种，就好比穿着不同"衣服"的双胞胎，我们
通过辨别"衣服"的特征来检测人体呼出的 $^{13}CO_2$ 和 $^{14}CO_2$，
那么，同为呼气试验，这两种标记会产生哪些区别呢？

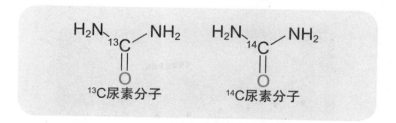

首先，^{13}C 没有放射性，是一种稳定性核素，在自然界以
特定的比例天然存在，对人体及环境均无损害。尿素也是人
体中正常成分，服用后不会有明显的副作用，因此，^{13}C– 尿素
呼气试验是一种非常安全的检测方法，适用于所有年龄和类
型的受试者，并且可以在短期内多次重复检测。而 ^{14}C–UBT

具有一定的放射性，但是，^{14}C 的辐射能量极弱，其释放的低能纯 β 射线穿透力极弱，0.3mm 的水或一张纸就可将其抵挡。受检者检测 1 次的照射剂量，不及受检者 1 天的自然本底照射剂量或相当于坐 1 小时飞机受到的辐射，且几乎所有摄入的 ^{14}C 都以尿素和呼气的形式排出体外，48 小时内可基本排除，所以 C^{14} 呼气试验对检测者和操作人员都是安全的。虽然这种放射性对正常人体和环境基本没有影响，但目前不建议孕妇和低龄儿童进行 ^{14}C–UBT 的检查。此外，^{13}C–UBT 相对安全，但价格稍贵，而 ^{14}C–UBT 则更为经济实惠。

呼气检查，您做对了吗？

"^{13}C– 尿素呼气试验"是目前在临床上最常用的幽门螺杆菌检查方法，因 ^{13}C 不具放射性，且尿素也是人体中正常存在的成分，故本项检查没有明显的副作用，并适用于各类人群。那么，这项检查有哪些注意事项呢？

这项检查需要在清晨空腹状态下进行，需要注意的是，通常所说的"空腹"包括禁食与禁水，但如需晨起服药，可用少量水送服。

抗生素、铋剂、具有抗菌作用的中药均对幽门螺杆菌有抑制作用，质子泵抑制剂抑制胃酸的分泌，显著提高胃内 pH 水平，从而抑制幽门螺杆菌尿素酶活性，因此对检查结果有一定的影响。如有服药史，需向医生说明，一般要求检测前停用抗菌药物、铋剂和某些具有抗菌作用的中药至少 4 周，停用质子泵抑制剂至少 2 周。

避免剧烈运动后检查。因为本项检查是根据呼出气体 CO_2 中 ^{13}C 的含量来进行诊断，剧烈运动后血液中的酸碱度发生变化，进而影响 CO_2 的呼出，导致检查结果产生偏差，同时，在检测过程中亦应避免剧烈运动。

上消化道出血会抑制幽门螺杆菌。因此，为保证结果的准确性，上消化道活动性出血的患者如需要进行 [13]C–尿素呼气试验，应在出血停止后至少 1 周进行，如在消化道出血治疗中应用了影响呼气试验检测的药物，需停用相关药物足够时间后再进行检测。

接受幽门螺杆菌根除治疗后，如若复查，应在治疗结束至少 4 周后进行，以避免出现假阴性结果，干扰治疗效果的评价。

通过 [13]C–尿素呼气试验来判断是否存在幽门螺杆菌感染的依据为 DOB 值，检测值在临界值附近时，不能除外假阴性或假阳性可能，最好择期再次进行检查，避免漏诊及误诊。

吹气检查结果的高低与感染严重程度相关吗？

当患者拿到一份呼气试验的报告单，可以通过"+"或"–"的检测结果，很容易判断出是否感染了幽门螺杆菌，但细心的患者还会发现，检查单上同时会显示出 DOB 值，那么，这个值的意义是什么？其高低与感染严重程度有什么关系？

上文已经提到，在碳–尿素呼气试验中，口服的尿素片进入胃中后会均匀分布，胃内存在的幽门螺杆菌就会与之反应，所以，呼气试验能反映全胃内幽门螺杆菌所产生的尿素酶的活性，其结果 DOB 值反映的就是全胃的幽门螺杆菌感染密度或者细菌增殖活跃程度。也就是说，全胃幽门螺杆菌感染密度越大或者细菌增殖越活跃，DOB 值就越高。在临床中，

以检测临界值 4‰为例，如果检查结果是阴性的，DOB 值则 <
4‰，相反，结果是阳性的，DOB 值则 ≥ 4‰。

　　为了更好描述这个问题，我们把幽门螺杆菌感染状况分
为 4 级：阴性表示未感染细菌；轻度表示胃黏膜表面上皮、
黏膜浅层腺腔内散在少量细菌；中度表示感染部位细菌有聚
集成堆的倾向；重度表示感染部位细菌大量密集成堆。重度
感染时，随着感染密度增高，DOB 值会显著增高。然而，当
细菌量较少时，DOB 值就很难反映出细菌量之间的差别。此
外，检测值靠近临界值附近时，检查结果可能出现假阳性或
假阴性，需择期再次检测或采用其他方法检测。

　　弄清楚了 DOB 值的意义，我们再来看一下大家最关心的
问题：是不是 DOB 值越高，疾病就越严重呢？有学者认为，
幽门螺杆菌感染的程度与胃窦、胃角黏膜病理（如慢性炎症、
萎缩、肠化生）病变的程度相关。但是，目前这个问题仍存
在争议，对于不同的患者，细菌的毒力分型、感染时间及人
体免疫对细菌侵袭的反应都不同，胃黏膜的损伤程度也会不
同，所以 DOB 值较高的患者，也不能断定其胃黏膜病变就更
严重。另外，呼气试验检测结果会受到多种因素的影响，例
如：仪器的精准度不同，DOB 值会有所差异；检测前停用抑
制幽门螺杆菌药物时间不足，会使 DOB 值偏低；剧烈运动及
戴口罩可能会改变血中酸碱度，影响同位素标记的 CO_2 呼出；
不同幽门螺杆菌菌株会产生不同活性的尿素酶，也会对 CO_2
排出产生影响。所以，我们可以通过 DOB 值的高低来判断幽
门螺杆菌的在胃内定值密度，但 DOB 值不能反映胃黏膜的损
伤程度。若想更准确地了解胃黏膜病理病变情况，还需进一
步行胃镜检查。

诊断篇

呼气试验结果为临界值时需要复查吗？

当呼气试验检测为阳性时，如果呼气检测值在临界值2倍以上通常提示为幽门螺杆菌活动感染，但是，很多人在拿到呼气试验的结果报告后，发现检查结果在临界值的上下，便没有引起重视。要注意的是，检测结果在临界值上下，存在假阴性或假阳性的可能，检查结果略超出或者接近正常值，都不代表此时身体的绝对正常。

这种情况下处理方法是：择期再次进行复查。复查时，如果曾处于临界值的检查结果没有好转的迹象，需要找医生做进一步的确诊，避免试验各个环节的差错，在做好每次试验的规范操作前提下，进行复查，或者选择其他检测方法进一步明确诊断。

孕妇能做呼气试验吗？

上文已经介绍，^{13}C- 尿素呼气试验是一种无侵袭性、无创伤、安全又简便的检测方法，尤其对于孕妇、儿童等不适合做胃镜检查的患者，有较好的临床应用价值。虽然 ^{14}C- 尿素呼气试验辐射量在安全范围内，也没有对孕妇产生不良影响的报道，但目前没有针对孕妇做过临床试验及对孕妇影响的准确试验数据。所以，对于孕妇来说，^{13}C- 尿素呼气试验是相对安全的检查，仍是幽门螺杆菌检测的首选。

胃镜检测幽门螺杆菌更准确吗？

　　说到胃镜检查，相信大家并不陌生。但不知道您是否留意过，在胃镜检查的报告单中同样会有一项"幽门螺杆菌（－）或者（＋）"的检查结果。但令人疑惑的是，胃镜报告单中幽门螺杆菌的检测结果和碳－尿素呼气试验的结果有时并不一致，那么，我们应该相信哪一个结果呢？胃镜检查的结果是不是应该更加准确呢？

　　事实上，就判断"是否存在幽门螺杆菌感染"来说，胃镜检查结果并不是更为准确。因为，幽门螺杆菌在胃内呈灶性分布，胃镜检测则是从胃内取出一小部分胃组织，进行快速尿素酶试验来判断，但如果取材的部位恰恰没有幽门螺杆菌定植，那么就会出现我们常说的"假阴性"结果。而在碳－尿素呼气试验中，口服的尿素片进入胃中后会均匀分布，只要胃内存在幽门螺杆菌就会与之反应，检测结果反而更为准确。

　　虽然在判断"是否存在幽门螺杆菌感染"这一点上胃镜检查略逊一筹，但胃镜可以直观地观察胃内的情况，如镜下胃黏膜的炎症程度，是否存在溃疡、息肉、肿物等，还可通过胃黏膜活检病理检查更好地判断胃内疾病情况。此外对于反复根除失败的患者，还可以通过胃镜把幽门螺杆菌"揪"出来，进一步通过细菌培养和药敏试验以"对菌下药"，提高根除的成功率。

诊断篇

已知幽门螺杆菌感染还需要再做胃镜检查吗？

在门诊，常常会碰到患者拿着 $^{13}C-$ 尿素呼气试验的检查报告问："大夫，我幽门螺杆菌阳性，还用做胃镜检查吗？"

首先，我们需要明确的是，$^{13}C/^{14}C-$ 尿素呼气试验、血清与幽门螺杆菌抗体检测、幽门螺杆菌粪便抗原检测（经临床验证的单克隆抗体法）等非侵入性的检测方法，只能提示是否存在幽门螺杆菌的现症感染或既往感染。而胃镜检查则可以清楚地看到胃内病变情况，精确测定病灶的大小、深度，并可钳取活组织进行病理学检查，是胃炎、胃溃疡、胃癌等多种上消化道疾病诊断的"金标准"。

我们都知道，幽门螺杆菌感染是引起消化性溃疡、胃癌、MALT 淋巴瘤等疾病的重要原因，那是不是所有存在幽门螺杆菌感染的患者都需要做胃镜检查呢？国外对消化不良患者实行"幽门螺杆菌检测和治疗策略"，是对未经调查消化不良患者的处理方法。对年龄 ≤ 55 岁，没有报警症状（报警症状

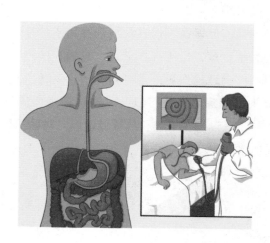

指有吞咽困难、顽固性呕吐、食欲不振；原因不明的体重下降、黑便、贫血、腹部肿块病症；有肿瘤家族史或有明显的情绪因素或心理障碍）的消化不良患者首选幽门螺杆菌检测并对阳性者立刻实施根除治疗。也就是说，对没有报警症状、年龄≤ 55 岁的感染者可以不进行胃镜检查而直接进行根除治疗，这一策略的优点是可不进行胃镜检查，但同时也具有漏查消化道肿瘤的缺点。但我国胃镜检查费用较低，胃癌发生率存在显著的地区差异，这一策略并不适用于胃癌高发地区的消化不良者。在胃癌低发地区，可以实施这一策略，并将年龄阈值降低至< 35 岁，对于没有报警症状、无胃癌家族史感染者可不进行胃镜检查而直接进行根除治疗。总的来说，这一策略的实施应取决于当地上消化道肿瘤发病率、成本 –效益比和患者意愿等因素。如果您进行了非侵入性检测，提示存在幽门螺杆菌感染，建议到医院就诊，以进一步评估是否需要进行胃镜检查。

如何通过胃镜检查"揪出"幽门螺杆菌？

通过胃镜检查，我们可以肉眼观察胃黏膜的病变情况并钳取组织进行相应的检测，那么，如何从组织活检标本找出幽门螺杆菌呢？下面，我们对此进行介绍。

• 快速尿素酶试验（RUT）

对于接受内镜检查的患者，快速尿素酶试验是检测幽门螺杆菌感染最好的选择。与呼气试验一样，这种方法也是幽门螺杆菌尿素酶依赖试验，这种试验所需的尿素酶试剂主要包括尿素、pH 指示剂（酚红）、缓冲液。正常胃组织的活检标本通常呈酸性，如有幽门螺杆菌感染，其中的尿素酶将尿素分解为 NH_3 和 CO_2，NH_3 可以升高尿素酶试剂的 pH 值，使试剂中酚红由黄色变为红色或紫红色，从而可以判断出是否感染了幽门螺杆菌。对于高度怀疑幽门螺杆菌感染的患者，如果 RUT 结果阴性，应当进一步通过组织学检查来确认。

• 组织学检查

幽门螺杆菌的组织学检查指对钳取胃黏膜组织进行切片制作及病理染色，取材时建议取 5 块胃黏膜标本（胃窦 2 块、胃角 1 块和胃体 2 块）进行检测。这种检查方法在明确幽门螺杆菌感染的同时，还可以明确胃内炎症、活动、萎缩、肠化生的程度、分型，检查结果较为可靠。有经验的病理医师行胃黏膜常规染色（HE 染色）就可作出有无幽门螺杆菌感染的诊断，活动性炎性反应的存在高度提示幽门螺杆菌感染，如常规组织学染色未发现幽门螺杆菌，可行特殊染色检测。但是，当细菌量较少或胃内有其他杂菌生长时，往往需要配合其他检查方法。

• 细菌学检查

细菌学检查是诊断细菌感染最准确的方法，其特异性可达到 100%。通常由胃窦部取材，在适宜细菌生长的培养基中进行培养，幽门螺杆菌培养成菌落后，可以用各种生化及分子生物方法进行鉴定。事实上，幽门螺杆菌的细菌性检查主要应用于科研方面而很少作为临床检测手段，但是，对于部分抗生素耐药、治疗反复失败的患者，我们可以利用细菌培养的方法进行体外抗生素敏感性检测，以指导临床用药。

• 基因检测

除以上三种方法，我们还可以通过体外基因扩展和杂交直接检测细菌 DNA 从而判断是否感染幽门螺杆菌，另外，随着分子生物学的发展，我们不仅可以进行诊断感染，还可进行耐药基因检测及细菌学研究，下文将会向大家进一步介绍相关基因学检测。

胃镜检查会传染幽门螺杆菌吗？

我们知道，胃镜检查是一种侵入性的检查方法，仪器需由口腔通过食道进入胃内，直接与被检查者消化道的分泌物接触，必要时还需进行胃黏膜活检接触血液。部分患者表现出了担忧："如果前一位被检者存在幽门螺杆菌感染，我们共用一套检查设备，我会不会被传染幽门螺杆菌？"

实际上，医疗行为中任何一种侵入性检查都有感染的风险，医护人员不规范的操作也有可能增加感染的概率。胃镜检查而引起的感染也是幽门螺杆菌传播的一种途径——"医源性传播"，由于成本的限制，部分设备不能做到"一人一换"，只能做到"一人一消"，所以说，彻底的内镜消毒是阻断交叉感染的关键。医院对于胃镜清洗消毒的操作流程都有严格的制度规定，一般要经过水洗、酶洗、浸泡消毒、重复水洗等步骤，并且，对于行胃镜检查的患者会进行提前筛选，检测有无其他传染性疾病。对于交叉感染的现象，按照正规的消毒流程操作是可以避免的。所以，患者也不必过分担心，如有必要行胃镜检查，建议至正规医疗机构，以保证消毒的彻底性及操作的规范性。

检查粪便可以发现幽门螺杆菌吗？

粪便检查是消化系统疾病的常用检查方法，通过粪便常规可以了解肠道有无出血、有无寄生虫感染及其他病原微生物感染。那么，通过粪便检查可以发现幽门螺杆菌吗？

上文我们提到，幽门螺杆菌定植于胃黏膜上皮细胞表面，而胃上皮细胞更新脱落的过程中，其表面的细菌也会随之脱落，并从肠道中随粪便排出，所以，我们可以通过粪便检查来检测幽门螺杆菌特异性抗原，以进一步判断是否存在幽门螺杆菌的感染。这种检查方法安全、操作简便，不需要口服任何试剂，适用于任何年龄段，可以反映现症感染，并可以用于治疗后复查，特别在尿素呼气试验配合欠佳人员（儿童等）检测中具有优势。目前国际上已形成共识，这种检查准确率可媲美呼气试验，但国内目前尚缺乏相应的经过临床验证的检测试剂。

如何"滴血寻菌"？

人体的免疫系统是聪明而强大的"护卫"，它可以辨别出"自己"和"非己"成分，当机体受到外界的病原体侵犯时，免疫系统即可识别出"非己"异物的特征，并产生相应"抗体"来对抗这些外来物质，阻挡其对人体的伤害，这些外来物质即我们常说的"抗原"。

同样，幽门螺杆菌作为一种"非己"异物，机体感染后可刺激血清中的浆细胞产生特异性抗体。这时，检测血清中的相关抗体即可以判断人体内是否存在幽门螺杆菌感染，目前，常用的检测方法有酶联免疫吸附技术（ELISA）、免疫印迹技术（Western 印迹法）、免疫层析法等。

然而，血清学检测在临床上并不常用。这是因为机体在幽门螺杆菌感染数周后才会产生相应抗体，而且在幽门螺杆菌根除后，血清中的抗体在 6 个月内仍可保持阳性，也就是说，血清学检测阳性不能区分病人是现症感染还是过去感染，阴性结果也不能排除初期感染。因此，该方法不能用于评价药物治疗效果，而是常用于人群中幽门螺杆菌感染情况的流行病学调查。对于活动性消化道出血、重度萎缩性胃炎（尤其是弥漫性肠化生）、胃黏膜相关淋巴组织淋巴瘤患者，尿素酶依赖试验易出现假阴性结果，可以应用血清学检测方法进行检测。

怎样了解感染的幽门螺杆菌致病"武器"的强弱？

"为什么我和一位朋友都感染了幽门螺杆菌，他几乎没什么症状，我却发展成了胃炎呢？"

前文我们已经提到，感染严重程度与多种因素有关，其中细菌致病力的强弱就是一个重要的因素。幽门螺杆菌具有帮助其"定居"的鞭毛、分解释放氨（NH_3）的"尿素酶"和两种重要的毒素——空泡毒素（VacA）与细胞毒素（CagA），这些都是它的致病"武器"。根据能否分泌前述两种毒素，我们把幽门螺杆菌分为两型：Ⅰ型，为高毒力株，分泌 VacA 和 CagA；Ⅱ型，为低毒力株，无 VacA 和 CagA 分泌。因此，这两种类型的细菌在致病力方面有较大的差异，感染Ⅰ型幽门螺杆菌的患者更易发病，了解幽门螺杆菌的致病菌株，

诊
断
篇

将有利于指导治疗。那么，我们可以检测出这些致病的"武器"吗？

幽门螺杆菌感染人体后，机体不会让其"为所欲为"，我们的免疫系统会产生相应的"抗体"——鞭毛抗体、尿素酶抗体、VacA 抗体及 CagA 抗体，将相应的"抗原"——中和。通过检测血清中的抗体就能判断有哪些"武器"参与了"战斗"，这种技术我们称之为"免疫印迹技术"，也是血清学检测方法的一种，该方法能一次性检测出血清中幽门螺杆菌抗体谱的全貌，从而判断出侵袭人体的幽门螺杆菌的分型及致病力。如果 VacA 和 CagA 抗体同时阳性或一种阳性，说明有 I 型细菌感染，但不能排除 II 型细菌感染；如果仅有尿素酶抗体阳性，那么说明 II 型细菌感染；若几种抗体均为阴性，则排除幽门螺杆菌感染。

探"幽"索"因"——幽门螺杆菌基因学诊断

我们知道，目前检测技术已经发展至对细胞、基因甚至分子的检测，如今我们也可以通过检测幽门螺杆菌的相关基因判断有无感染，目前的基因型诊断主要分以下两种。

• PCR 技术

PCR 全称为"聚合酶链反应"，是检测幽门螺杆菌最敏感的技术。目前，幽门螺杆菌的全基因序列已明了，我们可以设计合成与检测基因互补的片段为引物（引物是一小段单链 DNA 或 RNA，作为 DNA 复制的起始点），进行体外基因扩增或杂交，直接检测细菌的 DNA。PCR 技术简便、快捷、灵敏度高，且对原材料要求低，可以检测因菌量过少而无法检测的标本，胃黏膜活检组织、胃液、唾液、牙菌斑、粪便等都可作为取材对象。由于已被抗生素杀死而存留在胃中的细菌DNA也会被检出而出现假阳性，样品易受污染，故不宜作为常规诊断手段。但PCR技术对幽门螺杆菌菌株的鉴定、耐药基因检测及流行病学研究具有重要的诊断价值。

• 生物芯片技术

生物芯片检测技术主要包括DNA芯片检测和蛋白芯片检测技术，是利用生物大分子具有特异相互识别的能力而发展起来的，检测的对象为幽门螺杆菌基因组、抗体及抗原。

DNA芯片利用的是核酸杂交原理（互补的核苷酸序列通过碱基配对形成非共价键，从而形成稳定的双链分子），将已知核酸片段（探针）种植到支持物上，与经PCR扩增的幽门螺杆菌检测DNA样品杂交后，由DNA特异荧光染料标记杂交体，经阅读设备分析结果，对检测基因进行定性、定量的分析，从而为菌种鉴定、基因分型、快速诊断提供高效的手段。同样，蛋白芯片利用蛋白质能特异性配对（如抗原－抗体）的原理，将幽门螺杆菌相关抗原或抗体固定到膜上制成肽芯片，与样品（血清）发生反应后，加入酶标或荧光素标记，用阅读仪器来分析和储备结果。蛋白芯片可检测血液中的幽门螺杆菌抗体谱和抗原在血液中的分布。

幽门螺杆菌的临床诊断

从前文可以看出，诊断幽门螺杆菌感染的方法多种多样，那么，在临床诊疗中，什么情况下可以确诊为幽门螺杆菌感染？

临床诊断标准：

（1）胃黏膜组织快速尿素酶试验、组织切片染色或细菌培养三项中任意一项阳性。

（2）^{13}C／$^{14}C-$尿素呼气试验阳性。

（3）粪便抗原检测（经过临床验证的单克隆抗体法）阳性。

符合以上任一项可诊断为现症感染，其中，尿素呼气试验是最受推荐的方法，单克隆粪便抗原试验可作为备选；胃部分切除术后患者用尿素呼气试验检测幽门螺杆菌的准确性显著下降，可采用快速尿素酶试验和（或）组织学方法检测；若患者无组织检查禁忌，胃镜检查如需活检，推荐快速尿素酶试验作为检测方法，但胃镜检查需要相应设备，检测医师需经过相关培训，其准确度和特异性也存在较大差异，因此目前不推荐常规应用；对于血清幽门螺杆菌抗体检测阳性的患者，只能说明其既往感染，但对于消化性溃疡出血、胃MALT淋巴瘤和严重胃黏膜萎缩患者，血清学试验阳性亦可诊断为现症感染；如准备行幽门螺杆菌药物敏感试验，可采用培养或分子生物学方法检测。

治疗后采用哪种方法复查更可靠？

上文我们已经介绍了多种幽门螺杆菌检测方法，其中包括侵入性的胃镜检查及非侵入性的血清学检测、呼气试验、粪便抗原检测，相信人们最关注的就是治疗有没有效果，幽门螺杆菌会不会"死灰复燃"，那么，我们可以通过哪些检查去判断疗效？在什么时间内检测最准确呢？

一般情况下，我们建议患者在根除治疗 4 ～ 8 周后进行疗效评估，在这段时间内，应避免服用 PPI、铋剂、抗生素等影响检测结果的药物。对于无须胃镜检查的患者，非侵入性的尿素呼气试验以其高准确性及简便的操作成为复查的首选，粪便抗原检测则为备选方法。值得注意的是，根除治疗后由于幽门螺杆菌密度降低，在胃内分布发生改变，胃镜活检易造成检测结果假阴性，因此快速尿素酶试验不推荐用于根除治疗后幽门螺杆菌状态的评估。如果呼气试验或粪便抗原检测结果为阴性，那就证明该患者的治疗很成功。

怀疑家中孩子感染幽门螺杆菌，该如何应对？

　　幽门螺杆菌知晓度的提高引起了越来越多家长的关注，在发现自己感染了幽门螺杆菌后，家长们往往十分紧张自己的孩子是否也会被传染上幽门螺杆菌。对于儿童幽门螺杆菌感染，我们有什么应对之策呢？

　　我们知道，儿童正处生长发育之中，感染幽门螺杆菌后也会有不同的症状表现、情况转归。与成人相比，儿童幽门

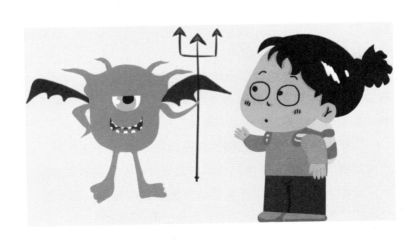

螺杆菌感染者发生严重疾病风险低，且幽门螺杆菌感染有一定的自发清除率（10%），根除后再感染率也可能高于成人。另外，儿童用药依从性差、更易出现药物不良反应，应用抗生素可能引发成年后的一些相关疾病。因此，不推荐对14岁以下儿童行常规幽门螺杆菌检测和根除。但是，确诊消化性溃疡的儿童及因消化不良行内镜检查的儿童，建议行幽门螺杆菌检测和治疗。对于需要行幽门螺杆菌检测的儿童，首选检查亦为 ^{13}C- 尿素呼气试验，对于年龄较小、配合度低的儿童，可选择粪便抗原检测。

老年人幽门螺杆菌诊断中应注意什么？

老年人脏器功能慢性退行性改变、免疫防御能力降低等特点决定了其慢性萎缩性胃炎发生概率高、对幽门螺杆菌抗原反应减弱，此外，多数老年人有服用 PPI 的病史，故老年人幽门螺杆菌诊断应注意以下几点：

^{13}C- 尿素呼气试验仍是老年人幽门螺杆菌检测的首选检查，其安全性、敏感性、特异性均较高，且不影响老年人认知功能，对于患有其他基础疾病的老年人，呼气试验也无明显副作用且不影响药物正常服用。

由于老年人萎缩性胃炎的高发生率会降低检测的敏感性，胃镜取材需在胃窦、胃体各取两块胃黏膜组织，其快速尿素酶试验假阴性结果发生率也会增高。

老年人胃肠道蠕动变慢，肠道微生态也会受到影响，从而增加幽门螺杆菌被降解的概率，因此会影响检测的敏感性。

老年人针对幽门螺杆菌抗体的免疫反应减弱，影响特异性抗原产生，故也会降低血清学抗原检测的敏感性。

综上，基于老年人特殊的生理特点，多种检查方法会出现敏感度降低的情况，其中 $^{13}C-$ 尿素呼气试验仍为幽门螺杆菌检测首选方法。针对不同情况，患者应在医生指导下进行个体化处理，必要时还需行胃镜或其他检查。

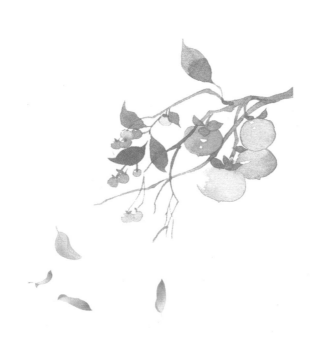

治疗篇

对于幽门螺杆菌，都应该"赶尽杀绝"吗？

现今，简单易行的"呼气试验"让很多老百姓对幽门螺杆菌并不陌生，但当检查报告上显示的是"阳性"结果时，我们一定要将其"赶尽杀绝"吗？

答案是否定的！也就是说，对于幽门螺杆菌来讲，"杀菌与否"是需要评估的。

目前认为，对于消化性溃疡（无论是否活动和有无并发症史）和胃黏膜相关淋巴组织淋巴瘤患者，强烈推荐根除幽门螺杆菌；对于慢性胃炎伴消化不良症状、慢性胃炎伴胃黏膜萎缩糜烂、早期已行内镜下切除或手术胃次全切除、长期服用质子泵抑制剂、有胃癌家族史、计划长期服用非甾体类消炎药（包括低剂量阿司匹林）、不明原因的缺铁性贫血、特发性血小板减少性紫癜、其他幽门螺杆菌相关性疾病患者，推荐根除幽门螺杆菌。

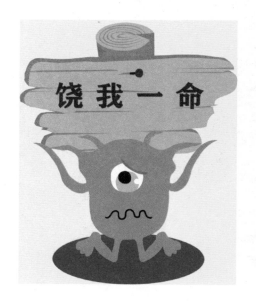

在初步检测幽门螺杆菌后需要在医院行进一步检查，以明确胃内病变情况，进而在医生的指导下规范根除。其中，在个

人要求治疗中，建议治疗前经过医生严格评估，年龄＜35岁且无"报警"症状（消化道出血、持续呕吐、消瘦、吞咽困难、吞咽疼痛或腹部肿块）的患者支持根除；但年龄≥35岁或有"报警"症状的患者则不建议根除，需先行内镜检查。

所以，如果"邂逅"幽门螺杆菌，不要盲目将其"赶尽杀绝"，要到医院进行评估，明确是否需要行根除治疗，若需要，一定在医生指导下规范治疗。

我们可以"与菌共处"吗？

首先，我们先来介绍什么是幽门螺杆菌的"隐性感染"。其实，并不是每位幽门螺杆菌感染的患者都会出现反酸、胃灼热、腹部不适等临床症状。据调查显示，有消化系统症状的患者幽门螺杆菌检出率为59.04%，而无明显消化系统症状的人群幽门螺杆菌感染率并不低于有症状的人群，其检出率也达56.90%。对于这些虽然感染了幽门螺杆菌，但没有任何不适症状的情况，我们称之为"隐性感染"。

那么，没有症状表现是否就代表我们可以与幽门螺杆菌"和平共处"呢？答案是否定的。虽然在很多感染者中，幽门螺杆菌并未引起身体的不适，但是这不代表它们就会"安分"地待在我们体内。幽门螺杆菌可以通过唾液传染给他人，破坏我们的胃黏膜，甚至引起一些消化系统以外的疾病。

但是，值得注意的是，是否选择治疗是需要综合多方面因素考虑的。在治疗时，医生会根据患者年龄、基础疾病、感染次数、耐药情况以及个体差异性等因素，给予个体化的治疗方案。

幽门螺杆菌感染能自愈吗？

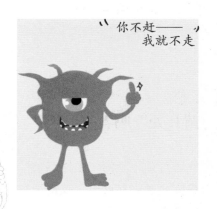

你不赶——
我就不走

同诸多生命体一样，人体中存在一个与生俱来、自发作用的自愈系统，使其得以维持健康状态，而免于受到外界物理、化学、微生物等因素的侵害。但每个人的自愈能力因个体差异而不同，当然能否自愈也和外来因素破坏力的强弱有关。

在这里，人们需要了解的是，对于幽门螺杆菌感染，目前认为是很少有自愈情况发生的。一旦感染，如果未采取正规治疗，多数感染者将终生受累。因此，一旦我们感染幽门螺杆菌，一定要到医院接受正确的指导和治疗，才能知己知彼，从容应对。

常规体检发现幽门螺杆菌怎么办？

近年来，随着对幽门螺杆菌认识的不断深入，幽门螺杆菌检测也逐渐得到重视。很多单位已将幽门螺杆菌筛查作为常规体检项目之一，因此，越来越多的人在体检时发现自己已存在幽门螺杆菌感染，却未表现出任何的不适症状。

面对体检时发现的幽门螺杆菌感染，我们应该怎么办呢？

不要过分慌张，也不要擅自服药，尤其是抗生素类药物。建议大家将体检结果交予医生进行综合评估，以判断是否需要进一步的治疗。

老年人需要根除幽门螺杆菌吗？

老年人是幽门螺杆菌感染的"特殊"人群。为什么称其为一个"特殊"的群体？其一，老年人感染率较高。既往大部分研究显示，幽门螺杆菌的感染率随着年龄的升高而升高：在没有症状的老年人中，感染率为40%～60%；而在存在胃肠道疾患的老年人中，感染率可达70%以上。此外，由于老年人常因其他疾病而增加了服用抗生素或者抑酸药物的机会，这就会造成在幽门螺杆菌的检测中出现"假阴性"，产生漏诊。因此，实际的老年人幽门螺杆菌感染率可能还要更高。其二，老年人非甾体类抗炎药（NSAIDs）服用率较高。这类药物中，人们耳熟能详的就是"阿司匹林"。阿司匹林作为预

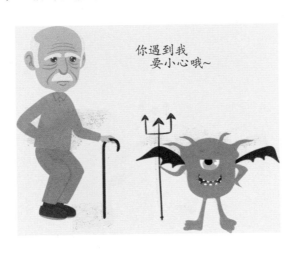

你遇到我
要小心哦～

防和治疗心脑血管疾病的常用药，在为很多老年患者提供保护的同时，也在很大程度上增加了消化性溃疡发生的风险。而消化性溃疡，不论是否活动和有无并发症，均为幽门螺杆菌根除的强烈推荐指征之一。其三，老年人药物耐受性降低。随着年龄的升高，老年人肝肾功能会逐渐减退，对根除幽门螺杆菌治疗药物的耐受性和依从性就会随之降低，因此发生抗生素不良反应的风险就会明显增加。

那么，我们如何应对呢？虽然目前国际上缺乏针对老年人幽门螺杆菌感染的处理共识，但仍参照幽门螺杆菌根除指征。老年人身体状况不一，根除幽门螺杆菌获益各异，因此，建议在确认存在感染后，到医院进行获益－风险综合评估，以进一步拟定个体化的处理方案。

儿童感染幽门螺杆菌怎么办？

很多家长在体检中发现自己感染了幽门螺杆菌，于是特别担心孩子是否也感染了幽门螺杆菌，那么儿童是否需要常规进行幽门螺杆菌的检测呢？

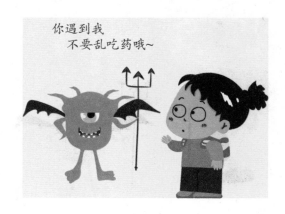

答案是否定的。成人的幽门螺杆菌诊疗规范并不完全适用于儿童，2015 年推出的《儿童幽门螺杆菌感染诊治专家共识》中指出，对于儿童并不建议常规进行幽门螺杆菌感染的检测，除了以下几种情况：

（1）消化性溃疡。

（2）胃黏膜相关淋巴组织淋巴瘤。

（3）慢性胃炎。

（4）一级亲属中有胃癌的患儿。

（5）不明原因的难治性缺铁性贫血。

（6）计划长期服用非甾体消炎药（non steroid anti-inflammatory drug，NSAID），包括低剂量阿司匹林。

对于明确有幽门螺杆菌感染的儿童，是否需要治疗，指南中也做了明确的界定。

消化性溃疡、胃 MALT 淋巴瘤患儿必须根治。

以下情况可考虑根治：

（1）慢性胃炎。

（2）胃癌家族史。

（3）不明原因的难治性缺铁性贫血。

（4）计划长期服用非甾体类抗炎药（包括低剂量阿司匹林）。

（5）监护人、年长儿童强烈要求治疗。

对于不属于以上适应证的儿童，可以从控制感染的角度，或者通过中药、益生菌等缓解症状以减轻感染造成的危害。

治疗篇

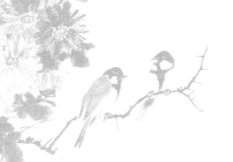

长期服用非甾体类抗炎药患者根除幽门螺杆菌有何益处？

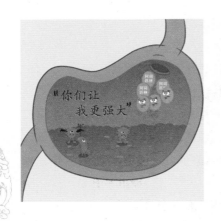

非甾体类抗炎药是一类药物，具有抗炎、镇痛、解热、抗血小板等作用，在临床中被广泛使用，如常用的阿司匹林、对乙酰氨基酚、吲哚美辛、布洛芬等都属于此类。

胃肠道反应是非甾体类抗炎药最常见的副作用。因为此类药物具有一定的酸性，在人体的胃肠道不易被电离，并可迅速弥散在胃黏膜的表皮细胞中，通过抑制细胞中的环氧化酶，从而减少胃黏膜血液流动，造成黏膜局部缺血坏死，同时破坏胃黏膜屏障的防御保护和修复功能。

目前研究表明，非甾体类抗炎药是导致患者发生消化性溃疡的主要因素之一，而且幽门螺杆菌感染和非甾体类抗炎药在消化性溃疡中具有协同的致病作用，也就是说，长期服用非甾体类抗炎药的幽门螺杆菌感染患者，较单纯服用非甾体类抗炎药的患者及单纯患有幽门螺杆菌感染的患者，发生消化性溃疡、胃肠道反应的可能性更大。

因此，随着社会老龄化的日益加剧和心脑血管疾病的多发，临床使用非甾体类抗炎药逐渐增加，这类患者的幽门螺杆菌根除治疗更应该得到重视。

什么是理想的幽门螺杆菌根除方案？

自幽门螺杆菌发现以来，其根除方案便层出不穷，从最初的标准三联疗法，到现在的含铋剂四联疗法，还包括伴同疗法、序贯疗法等。这么多治疗方案，到底哪个方案最理想呢？

以铋剂为基础的传统三联疗法（铋剂联合甲硝唑和四环素）是临床使用时间最长的根除方案，其有效性和安全性得到了长期的临床验证，也是所有方案中费用最低的。随着新一代抑酸药 PPI 的出现，以 PPI 为基础的三联疗法（PPI 联合甲硝唑和阿莫西林）逐渐取代了以铋剂为基础的传统三联疗法，其不良反应发生率更低，耐受性更好，对幽门螺杆菌的根除率也更高。

目前，虽然有众多治疗幽门螺杆菌感染的方案，但真正疗效高、副作用少、价格适当的方案却为数不多。事实上，从开始的三联疗法到后期的四联疗法以及伴同、序贯疗法的转变，虽然根除率提高了，但长时间服用这么多药物，用药后不良反应的发生率却大大增加了。

那么，什么才是理想的方案呢？

首先，我们需要保证疗效，较高的根除率是理想方案的前提条件。

其次，选用的药物对人体危害小。

最后，价格亲民，再好的药物，如果价格不合理，也无法在人群中推广。

盲目增加药物种类，延长用药时长，虽然可以在短期内提高幽门螺杆菌的根除率，但从长远来看，会对我们的身体

治疗篇

造成潜在的危害，而现代医学已经逐渐认识到这一点，并逐渐将探索领域拓展到非抗生素药物，发现了很多对幽门螺杆菌具有良好治疗效果的中药单体及复方制剂，此外，益生菌也逐渐出现在临床医生的处方中。这些药物虽然目前并未在临床中广泛应用，但却具有良好的前景，能够在保证我们身体健康的同时，降低耐药发生率。随着对非抗生素类药物的探索逐渐深入，相信在不久的将来，我们便会迎来更加理想的幽门螺杆菌根除方案。

为什么根除幽门螺杆菌需要联合用药？

根除幽门螺杆菌需要联合用药的原因很简单，因为目前仍然还没有一种药物能单独将幽门螺杆菌有效根除。而一旦第一次根除失败，幽门螺杆菌很有可能对药物产生耐药性，加大再次治疗的难度。

因此，目前有效根除治疗方案都是进行多种药物的联合应用，即在抑酸药物和 / 或铋剂的基础上加用不同的抗生素。

什么是三联疗法？

三联疗法，顾名思义，就是以三种药物联合进行治疗的一种根除幽门螺杆菌的方案。三联疗法又可分为传统三联疗法和标准三联疗法两种。

传统三联疗法，也称铋剂三联疗法，是以一种铋化合物联合四环素及甲硝唑这两种抗生素组成，是比较早期的一种幽门螺杆菌根除疗法，在 20 世纪 90 年代被作为一线治疗方案被广泛应用，其优点在于价格便宜，但副作用较多，随着抑酸药物的引入，这一治疗组合逐渐被发达国家放弃，但在部分发展中国家仍作为一线治疗在应用。

标准三联疗法，也被称为质子泵抑制剂三联疗法，是应用最为广泛的一种幽门螺杆菌根除方案。标准三联疗法由一种质子泵抑制剂与两种抗生素组合而成，典型的组合方式是质子泵抑制剂＋阿莫西林 1.0g＋克林霉素 500mg，每日应用两次，需应用 7～14 天。对于阿莫西林等青霉素类药物过敏的患者，可以改用甲硝唑 500mg 每日两次替代。

随着幽门螺杆菌对抗生素耐药的日益增强，标准三联疗法的治疗效果也逐渐在下降，特别是在抗生素耐药严重的地区。为了提高标准三联疗法的根除效果，医生们也想出了很多办法，例如增加其中质子泵抑制剂的剂量，或是延长应用的时间，如 2016 年的多伦多共识就明确提出将标准三联疗法的治疗时间延长到 14 天。而在中国共识和 Maastricht V 共识中，明确提出如果当地克拉霉素耐药率高于 15%，则应放弃标准三联疗法，以含铋剂的四联疗法作为一线治疗方案。另外还有学者尝试使用耐药率较低的抗生素替代标准三联中的高耐药率药物，例如利福布汀等，但由于这类抗生素往往副作用很大，使用时也受到限制，多用于补救治疗中。

尽管在抗生素耐药的大趋势面前，标准三联疗法显得有些"力不从心"，但在抗生素耐药率低的区域，标准三联疗法仍是最为经济和有效的治疗方案。

什么是含铋剂四联疗法？

含铋剂四联疗法包含一种质子泵抑制剂、一种铋剂和两种抗生素，至少应用 10 天，理想疗程为 14 天。在抗生素特别是克拉霉素耐药严重的地区，含铋剂四联疗法可作为首选治疗方案，以提高幽门螺杆菌根除率。另外含铋剂四联疗法也常作为根除治疗失败的补救治疗方案。由于我国抗生素耐药问题较为突出，国内专家共识中已经将含铋剂四联疗法作为一线治疗方案。

推荐的含铋剂四联治疗方案有：

方案	质子泵抑制剂	铋剂	抗生素 1	抗生素 2
1	艾司奥美拉唑 20mg、雷贝拉唑 10mg（或 20mg）、奥美拉唑 20mg、兰索拉唑 30mg、泮托拉唑 40mg、艾普拉唑 5mg，以上选一；2 次 / 天，餐前半小时口服	枸橼酸铋钾 220mg，2 次 / 天	阿莫西林 1000 mg，2 次 / 天	克拉霉素 500mg，2 次 / 天
2			阿莫西林 1000 mg，2 次 / 天	左氧氟沙星 500mg，1 次 / 天或 200mg，2 次 / 天
3			阿莫西林 1000 mg，2 次 / 天	呋喃唑酮 100mg，2 次 / 天
4			四环素 5000mg，3 次 / 天或 4 次 / 天	甲硝唑 400mg，3 次 / 天或 4 次 / 天
5			四环素 500mg，3 次 / 天或 4 次 / 天	呋喃唑酮 100mg，2 次 / 天
6			阿莫西林 1000 mg，2 次 / 天	甲硝唑 400mg，3 次 / 天或 4 次 / 天
7			阿莫西林 1000 mg，2 次 / 天	四环素 500mg，3 次 / 天或 4 次 / 天

什么是序贯疗法？

序贯疗法虽然包含 4 种药物，但实际上并不是四联疗法。序贯疗法需要治疗 10 天，在前 5 天中，使用质子泵抑制剂和阿莫西林，对于青霉素过敏者可选用左氧氟沙星代替；随后的 5 天中，使用质子泵抑制剂、克拉霉素和甲硝唑 / 替硝唑。

序贯疗法曾经主要推荐使用于不能获得铋剂的地区，并作为一线根除治疗方案。在我国，铋剂易于获得，故我国的专家共识中没有推荐序贯疗法，且在 Maastricht V 专家共识中也已经不再推荐序贯疗法。

什么是伴同疗法？

伴同疗法也被称为非铋剂四联疗法，包含一种质子泵抑制剂及三种抗生素，一般应用 10 天。这一方案在克拉霉素或甲硝唑高耐药的地区显示出较好的疗效，尤其对于不适用铋剂的感染者疗效更佳。但在对克拉霉素和甲硝唑两者耐药率均较高的地区，该方案效果会大打折扣。此外，由于要同时服用三种抗生素，发生不良反应的概率会明显升高，且会给治疗失败后的补救治疗带来用药选择上的困难。

常用的伴同疗法方案：标准剂量的 PPI 每日 2 次 + 克拉霉素 500mg 每日 2 次 + 阿莫西林 1g 每日 2 次 + 甲硝唑或替硝唑 500mg 每日 2 次，应用 10 ～ 14 天。

什么是补救治疗？

约有 20% 的幽门螺杆菌感染患者可能会面临初次根除治疗的失败，这时就需要运用补救治疗来再次尝试根除，在补救治疗方案的选择上医生要有更多的考量。一般来说，治疗时间要延长至 14 天，且在方案的选用上，首次治疗时使用的易产生继发耐药性的抗生素（如克拉霉素、左氧氟沙星和甲硝唑）不应再次选用，因此医生需要了解患者初次根除治疗

治疗篇

方案中的抗生素组成，再制订补救方案。

常用的补救治疗方案除了前文提到的含铋剂四联疗法（应用 14 天）、基于克拉霉素的伴同疗法以外，还包括基于左氧氟沙星的三联疗法（标准剂量 PPI 每日 2 次 + 左氧氟沙星 500mg 每日 1 次 + 阿莫西林 1g 每日 2 次，应用 14 天），利福布汀三联疗法（标准剂量 PPI 每日 2 次 + 利福布汀 300mg 每日 1 次 + 阿莫西林 1g 每日 2 次，应用 10 天，用于根除失败 3 次及以上患者），以及大剂量两联疗法（标准至两倍剂量 PPI 每日 3 ～ 4 次 + 阿莫西林 1g 每日 3 次或 750mg 每日 4 次，应用 14 天）。

什么是难治性幽门螺杆菌感染？

难治性幽门螺杆菌感染是指 3 年内经正规、全疗程（10 天以上）铋剂四联疗法治疗失败次数 ≥ 3 次。目前西医对于难治性幽门螺杆菌感染暂无标准治疗方案，临床上主要采用序贯疗法、新四联方案、辅用益生菌及中医药治疗等。但目前难治性幽门螺杆菌感染的总体根除率较低。

什么是抗生素耐药性？

在幽门螺杆菌的根除治疗中，经常会提及一个医学术语——"耐药性"。那么，究竟什么是耐药性？

耐药性，是指微生物对于药物作用的耐受性，耐药性一旦产生，药物的作用就会明显下降。耐药性细菌的传播和流行，给临床抗感染治疗带来巨大的困难和挑战。根据耐药机制，可将细菌耐药性分为天然耐药性（固有耐药性）和获得耐药性。

天然耐药性，是指细菌对某种抗菌药物天然具有的耐药性。这种耐药性是始终如一的，由细菌的种属特性所决定，不同的细菌细胞结构与化学组成不同，使其本身对某些抗菌药物天然不敏感，例如氨基糖苷类抗生素必须借助氧依赖的转运机制进入微生物体内，而厌氧菌缺乏此机制而对氨基糖苷类抗生素产生天然耐药性。

获得耐药性，是由于敏感的细菌发生基因突变或获得外源性耐药基因所产生的，多由质粒介导，也可由染色体介导，当微生物接触抗菌药以后，通过改变自身的代谢途径，使其能避免被药物抑制或杀灭，如金黄色葡萄球菌获得 mecA 基因，产生对 β 内酰胺类抗菌药物的耐药性。

当长期应用抗生素时，占多数的敏感菌株不断被杀灭，耐药菌株就大量繁殖，代替敏感菌株，而使细菌对该种药物的耐药率不断升高。目前认为获得耐药性是产生耐药菌的主要原因。为了保持抗生素的有效性，临床治疗中十分重视抗生素的合理使用。

幽门螺杆菌根除治疗中的抗生素耐药问题

在幽门螺杆菌根除治疗中，抗生素的耐药性得到了越来越广泛的关注。在 2016 年发表的一篇对新加坡地区近 15 年幽门螺杆菌耐药性变化的研究中指出：幽门螺杆菌对甲硝唑、克拉霉素、左氧氟沙星的耐药性均有所升高。不可否认，抗生素的耐药性已成为幽门螺杆菌根除治疗的主要"瓶颈"。

克拉霉素是幽门螺杆菌根除治疗中最常用的抗生素，但是在大部分国家和地区，其耐药率已经超过了 Maastricht IV 共识认为的最小值 15%。在日本，幽门螺杆菌对克拉霉素的耐药率是 28%；在欧洲，幽门螺杆菌对克拉霉素的耐药率从 1998 年的平均 9% 上升至 2008 年的平均 17.6%；在我国，东南沿海地区幽门螺杆菌对克拉霉素的耐药率为 21.5%，北京地区幽门螺杆菌对克拉霉素的耐药率从 2005 年的 36% 上升至 2009 年的 65.4%。

甲硝唑是幽门螺杆菌根除治疗中最早应用的抗生素。在我国，幽门螺杆菌对甲硝唑的耐药率约为 75.6%，有些地区高达 95.4%。2008 年，武汉地区幽门螺杆菌对甲硝唑、替硝唑的耐药率分别为 67.1%、43.4%；2009 年，上海地区幽门螺杆菌对甲硝唑的耐药率为 79.0%。

左氧氟沙星是 Maastricht V 共识中推荐的二线治疗主要药物。北京地区幽门螺杆菌对左氧氟沙星的耐药率从 2006 年的 27.1% 上升到 2009 年的 63.5%；在 2009 年，上海地区幽门螺杆菌对左氧氟沙星的耐药率为 33.1%。

由于对抗生素的耐药率日益增高，患者第一次接受幽门螺杆菌根除治疗的失败率也会相应提高，这将导致补救治疗时可选用的治疗方案会更少，特别是对青霉素过敏的患者。此外，如若在治疗过程中，未按照医嘱，自行停服抗生素，也会增加治疗的失败率。因此，在任何疾病的治疗过程中，患者都应在医生指导下，合理、规范使用抗生素，以尽量降低抗生素耐药性，同时避免幽门螺杆菌耐药菌株的产生。

根除幽门螺杆菌为什么要口服抑酸剂？

在常见的幽门螺杆菌根除治疗中，总是少不了抑酸剂的身影，最常见的就是 H2 受体拮抗剂和质子泵抑制剂（proton pump inhibitor，PPI），那么为什么在根除治疗中要服用抑酸剂呢？

其一，PPI 可以间接通过稳定和增强抗生素的作用从而提高根除治疗的效果。特别是根除治疗中常用的克拉霉素和阿莫西林，二者的抗菌效果和稳定性会受到胃酸的影响，通过抑酸剂抑制胃酸分泌后，可以显著提高克拉霉素和阿莫西林的抗菌效果。

其二，抑酸剂如 PPI，其本身对幽门螺杆菌具有一定程度的直接抗菌作用。

其三，抑酸剂能够提高胃内的 pH 值，改变幽门螺杆菌周围的生存环境，使其在高 pH 值的环境中难以生存。

质子泵抑制剂是什么药物？

质子泵抑制剂（PPI）是一类对胃酸生成具有强大且长效抑制作用的药物，可以不可逆地阻断胃壁细胞中的氢 / 钾腺苷三磷酸酶系统（H^+-K^+-ATP 酶），也就是通常所说的质子泵，从而强有力地斩断胃酸分泌的最后一个环节。

为什么 PPI 阻断胃酸的作用如此强大？这要从胃酸的生成讲起。

正常人体的胃中有大约 10 亿个胃壁细胞，它们负责向胃内分泌盐酸（HCl），也就是我们通常说的胃酸。而这一过程主要受 3 个重要的物质调节：乙酰胆碱、组胺和胃泌素。这其中受 H2 受体影响的组胺通路在胃酸分泌中占有主要地位，因此 20 世纪 70 年代 H2 受体拮抗剂成为主要的抑酸药物。但到了 20 世纪 80 年代，PPI 的到来让抑酸变得更为彻底，因为无论是以上哪一条通路，最终 HCl 从胃壁细胞向胃内的分泌都要通过 H^+-K^+-ATP 酶来完成，而 PPI 作为一种可质子化的弱碱，可选择性地在高酸的胃壁细胞分泌小管中聚集，在这里，PPI 转变为具有活性的嗜碱性次磺酰胺，并与 H^+-K^+-ATP 酶 α 亚基上的半胱氨酸基团结合，使 H^+-K^+-ATP 酶失活，从而阻断了 H^+ 向胃腔内的分泌。

常用的质子泵抑制剂有哪些？

目前常用的质子泵抑制剂有奥美拉唑、兰索拉唑、泮托拉唑、雷贝拉唑、埃索美拉唑和艾普拉唑，其中奥美拉唑、兰索拉唑和泮托拉唑属于第一代 PPI，雷贝拉唑、埃索美拉唑和艾普拉唑属于第二代 PPI。

第一代 PPI：奥美拉唑可完全阻断任何刺激所引起的胃酸分泌，从而强烈、持久地抑制胃酸的分泌；兰索拉唑与奥美拉唑相比，其生物利用度较高；而泮托拉唑在弱酸条件下，比奥美拉唑和兰索拉唑要更加稳定。但三者共同的代谢途径均主要通过 CYP2C19 酶，而 CYP2C19 的基因多态性是不同个体药效动力、疗效稳定及药物相互作用存在差异性的重要因素。

第二代 PPI：雷贝拉唑主要通过非酶代谢，因而无明显个体差异，疗效稳定，与其他药物的相互作用较少。埃索美拉唑是奥美拉唑的左旋异构体，由于具有代谢上的优势，相同剂量下，比奥美拉唑的抑酸作用更强，且个体差异较小，疗效较稳定。第二代 PPI 因在体内解离快，离子型药物浓度高，因而抑酸速度快而强。

在治疗幽门螺杆菌感染时，标准质子泵抑制剂剂量为：

艾司奥美拉唑 20mg、雷贝拉唑 10mg（Maastricht 共识推荐 20mg）、奥美拉唑 20mg、兰索拉唑 30mg、泮托拉唑 40mg、艾普拉唑 5mg，均为每日 2 次。

何时服用质子泵抑制剂疗效最佳？

由于质子泵抑制剂在餐后胃壁细胞受到刺激分泌胃酸时的作用最为明显，因此临床上服用质子泵抑制剂的最佳时间是在每天的第一餐前。对于一般病患来说，每日一次 PPI 就可以提供足够的胃酸抑制作用，而对于幽门螺杆菌根除治疗，需要每日两次服用 PPI，第二次服药应在晚餐之前。

质子泵抑制剂有哪些不良反应？

总体来说，质子泵抑制剂（PPI）的耐受性较好，短期服用的不良反应很少。但任何药物在长期应用时不良反应的发生率都会升高。

PPI 常见的不良反应包括头痛、恶心、腹泻、腹痛、疲劳和眩晕等；不常见的不良反应有皮疹、瘙痒、腹胀、便秘、焦虑、抑郁以及横纹肌溶解等。

此外，长期服用 PPI 可能会造成以下风险。

感染：当胃酸作为一种胃肠道的保护机制被受到长期抑制时，可能会导致胃肠道甚至肺部感染的机会增加。

吸收不良：长期的低胃酸会造成铁、维生素 B_{12}、镁、钙等营养物质吸收不良，其中钙的吸收不良会使得骨折的风险有所增加。

萎缩性胃炎：有观察研究发现，长期服用 PPI 维持治疗的患者有发展为慢性萎缩性胃炎的倾向，但在一项长达 10 年的随访研究中并未观察到长期服用 PPI 与进一步发生癌变相关。

胃黏膜保护剂在幽门螺杆菌感染治疗中有什么作用？

顾名思义，胃黏膜保护剂是对胃黏膜有保护作用的药物。生活中，人们有反酸、胃灼热、腹胀等腹部不适症状的时候经常会自服一些胃黏膜保护剂以缓解症状。

事实上，胃黏膜保护剂有很多种，主要包括胃肠激素类（如米索前列醇）、硫氢键类（如硫糖铝）、铋剂（如枸橼酸铋钾、胶体果胶铋、雷尼替丁枸橼酸铋）及柱状细胞稳定剂类（如替普瑞酮）。

那么，这些胃黏膜保护剂是如何发挥作用的呢？

（1）在黏膜表面形成保护膜。

（2）抑制胃酸及胃蛋白酶活性。

（3）促进胃上皮黏液细胞分泌碳酸氢盐。

（4）促进上皮细胞自身修复。

（5）促进胃黏膜层血液供应。

铋剂不是抗生素，为什么有抗幽门螺杆菌感染的作用？

幽门螺杆菌是一种细菌，抗生素是杀灭细菌的有效武器，在根除幽门螺杆菌的四联疗法中，铋剂必不可少，然而它却不是抗生素，那么，它为什么会出现在根除方案中呢？它在根除幽门螺杆菌过程中到底发挥了怎样的作用呢？

1. 杀灭幽门螺杆菌

铋剂通常是指胶态次枸橼酸铋，常见的有枸橼酸铋钾、胶体次枸橼酸铋等。铋剂是较强的酶抑制剂，对幽门螺杆菌产生的尿素酶呈现明显的抑制作用，阻断尿素水解为氨，从而使幽门螺杆菌失去"氨云"的保护，暴露于胃酸中而被灭活。此外，铋剂以高密度的胶体状态在胃黏膜表面形成一层"药膜"，与幽门螺杆菌细胞壁的脂质层紧密结合，干扰细菌正常的生理功能，影响细菌细胞壁的合成，使菌体最终降解死亡。

2. 保护胃黏膜

铋剂能够保护我们的胃黏膜，增强黏膜防御能力。目前认为有两方面因素：①该药口服后在胃酸的作用下，以黏性凝结物的形态在胃黏膜表面形成保护层，使胃黏膜与胃液隔离，防止胃酸对胃黏膜的进一步侵蚀；②刺激前列腺素的合成及释放，抑制胃酸的过多分泌，避免出现炎症的胃黏膜被胃液进一步消化，从而促进病变部位的修复。

综上所述，我们可以看出，铋剂虽然不是抗生素，但却发挥了较抗生素更为广泛的作用，不仅可以直接杀灭幽门螺杆菌，还可保护我们的胃黏膜，间接提高对幽门螺杆菌的抗病能力，因此，铋剂的应用在对幽门螺杆菌相关疾病的治疗中具有重要价值。

根除治疗，您吃"对"药了吗？

在幽门螺杆菌的根除治疗中，常见的治疗药物有抗生素、质子泵抑制剂和铋剂。当拿到这些药物时，医生会叮嘱相关的服用方法，例有些药物需要饭前吃，有些药物需要饭后吃……那么，为什么要这样服药？服药过程中还需要注意哪些问题呢？

质子泵抑制剂是一种抑酸药物，它不仅可以抑制胃酸的分泌，减轻反酸、胃灼热等症状，还有抑制幽门螺杆菌的作用。服用质子泵抑制剂需在饭前半小时，这时抑制胃酸的作用最强。

铋剂在胃酸的作用下，可以形成胃黏膜的保护膜，并有直接杀死幽门螺杆菌的作用。铋剂宜饭前及睡前服用，但少量铋剂可被人体吸收，对器官有一定的毒性作用，故铋剂不宜长期服用，短期（2～4 周）服用铋剂有较高的安全性。服药期间，大便的颜色会变成黑色，停药后即可消退，所以不必太过紧张。

由于绝大多数的抗生素对胃肠道都有刺激作用，故抗生素一般选择在饭后服用。

此外，需要严格按照医嘱服药，不要随意延长、缩短疗程或重复治疗，这样会导致根除治疗失败，甚至引起幽门螺杆菌耐药，给再次感染治疗带来难度。

根除治疗前需停服质子泵抑制剂不少于 2 周，停服抗菌药物、铋剂不少于 4 周。如是补救治疗，建议至少间隔 2～3 个月。

如同时服用中药，通常需与西药间隔半小时服用，以防

解读胃癌元凶——幽门螺杆菌
探幽论菌
话健康

止药物间相互影响。

若呼气试验 DOB 值过高，大于 50 甚至更高，此时行根除治疗可能不能一次性将细菌杀灭，达不到治疗效果。那么，我们可以服用一些具有抑制幽门螺杆菌作用的中药或中成药，如荆花胃康胶囊，口服药物 2 周至 1 个月后，待 DOB 值降低到一定程度，再进行根除治疗。

对于抗生素过敏及难以耐受药物的老人和儿童，可以采取含中药的非抗生素疗法，少部分患者甚至可以达到清除幽门螺杆菌的目的。

我们知道，服用益生菌酸奶可以调整胃肠道菌群，改善胃肠道不适症状。那么感染幽门螺杆菌时口服益生菌有好处吗？临床上，很多患者服用益生菌后 DOB 值降低，国外有用功能性发酵乳治疗儿童幽门螺杆菌感染，可以使 15% 左右感染儿童的幽门螺杆菌获得清除。在根除方案之前、之后及同时使用益生菌可提高幽门螺杆菌根除率，且混合多种益生菌有更好的效果。

根除治疗中出现不良反应怎么办？

在根除治疗过程中，由于要服用多种药物，难免会有些不舒服，例如服用克拉霉素后会出现口苦、失眠，服用呋喃唑酮可能会出现头晕、恶心、尿色变成橘红色，服用铋剂后大便发黑，另外各种抗生

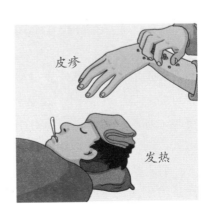

皮疹

发热

素都可能会造成腹胀、轻度腹泻等不良反应。如果症状比较轻微，这时应该坚持按照医嘱继续服用，因为中断用药会宣告这一次的根除治疗失败，极有可能使幽门螺杆菌产生耐药性而影响之后的治疗。

但如果上述症状严重，建议及时就医。在发生以下情况时，应立即停药并就医：①皮肤出现皮疹。②发热。③呼吸困难甚至休克等严重过敏反应。

对抗生素过敏怎么办?

由于体质等原因，个别患者会有对某种或某一类抗生素过敏的情况，医生在进行根除治疗前都会询问患者的过敏史。如果已知自己对某种抗生素过敏，那么应该在就诊时明确告知医生，医生会在选择治疗方案时进行规避。

如果在治疗过程中出现过敏，如皮肤出现皮疹、发热甚至呼吸困难等情况，一定要立即停药，并立即前往医院就医!

根除治疗中漏服药物怎么办?

正是由于幽门螺杆菌很难被杀干净，一旦没有除净，很有可能会"卷土重来"，甚至产生耐药性，从而让再次治疗变得难上加难。因此，根除治疗的原则就是尽量在一次治疗中对其"斩草除根"，以绝后患，所以用药的规范性尤其重要。

如果在治疗中不小心漏服了一次或者两次药物，应继续规范治疗，整体治疗效果不会受到明显影响。但如果治疗期间中断了数天，或者只是想起来吃一次，忘记就不吃了，那么根除治疗就失去了意义，而且由于用药的不规范，很可能"帮助"幽门螺杆菌产生了耐药性，这时应该停止用药，向医生说明情况，择期重新拟定治疗方案。

感觉症状消失后可以自行停药吗？

随着根除治疗的进行，很多时候可能还没有完成既定疗程，患者自觉症状就已经出现了好转或者彻底缓解，这时可以选择停止服药吗？

答案是：不可以！

因为此时的症状好转只是表面现象，因药物的作用，幽门螺杆菌对胃的"损伤"能力只是受到了一定程度的抑制，但其本身并没有被完全根除。

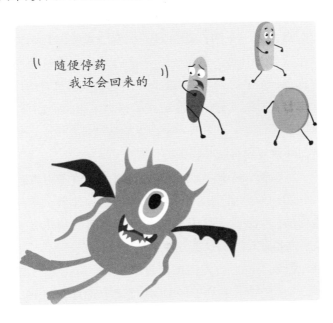

幽门螺杆菌拥有一种特殊的球状形态，在其生存受到威胁时，就可以借助这种形态进入"冬眠"，以此躲避"灾害"。等到外界环境适宜了，它就会从冬眠中醒来，再次肆虐，而且没被杀死的幽门螺杆菌很可能会对之前的药物产生耐药性，让再次治疗变得愈加困难。因此，除非出现严重不良反应（参考"根除治疗中出现不良反应怎么办"），我们在根除治疗时一定要服从医嘱，按照疗程和剂量进行规范治疗。

为什么治疗会失败？

临床中，幽门螺杆菌根除治疗失败的原因是多方面的。

1. "自我武装"的细菌

（1）产生耐药性：幽门螺杆菌通过基因突变，可对多种抗菌药物产生耐药，尤其是对甲硝唑和克拉霉素的耐药，是导致根除幽门螺杆菌失败的重要原因。

（2）毒力因子不同：毒力因子在幽门螺杆菌致病过程中起着非常重要的作用，因此，这一点在对幽门螺杆菌的根除治疗中也有一定的影响。感染 CagA 阳性菌株的患者幽门螺杆菌根除率较高，而 CagA 阴性菌株的患者根除率就明显降低。究其原因，可能是 CagA 阴性菌株复制速度低于 CagA 阳性菌株，从而导致其对抗菌药物敏感性降低。

（3）定植部位不同：动物实验表明，定植于胃窦和胃体交界区的幽门螺杆菌可能会逃脱抗菌药物的作用，从而导致根除治疗的失败。此外，从胃窦和胃体分离的菌株之间的抗生素敏感性也存在明显的差异性。

（4）菌量不同：当胃内细菌量过高时，会导致根除治疗的失败。当 ^{13}C 呼气实验中的 DOB 值高于正常值的 10 倍时，则提示细菌量过高，不利于根除治疗。

2.感染者本身的因素

（1）服药依从性差：一项临床研究显示，在接受治疗的患者中，有10%的患者服药量低于总体应服药量的85%，从而导致了其根除率的降低。患者依从性差不但容易导致治疗失败，而且由于不规范服药，还容易导致幽门螺杆菌耐药性的提高。

（2）基因敏感性不同：前文已经提到，PPI的药物作用和患者的P450基因型有着密切关系。强代谢型患者用药后效果不明显，也是导致幽门螺杆菌根除治疗失败的重要原因之一。

（3）性别、年龄差异：一项在美国对3624名患者进行的分析发现，女性患者对甲硝唑及克拉霉素的耐药率明显高于男性，容易导致治疗的失败。老年患者由于更容易对克拉霉素产生耐药，也是导致根除治疗失败的原因之一。但在日本的一项研究中显示，在采用兰索拉唑联合阿莫西林和克拉霉素三联疗法一线治疗时，年龄大于50岁的患者根除成功率高于年龄低于50岁的患者，分析其原因可能与老年患者萎缩性胃炎发生率高致胃酸分泌减少有关。

首次治疗失败后怎么办？

对于首次根除幽门螺杆菌治疗失败的患者，医生一般在合适时间会给予补救治疗。补救治疗的原则是选择耐药率低或者不容易产生继发性耐药的抗生素，并适当延长疗程至10～14天。

反复治疗失败后怎么办？

根除治疗失败后，细菌处于不活跃状态，这会降低根除治疗效果，因此对于治疗失败者，可考虑停药一段时间（3～6月），使细菌恢复原来的活跃状态，以提高再次治疗成功率。在就诊中，患者也应注意与医生充分沟通，详细说明疾病史、用药史、药物过敏史，以提高疗效，降低治疗失败的风险。

此外，患者还应配合医生进行可行药物敏感试验，来进一步判断甲硝唑、奥硝唑、阿莫西林、克拉霉素、左氧氟沙星、盐酸莫西沙星、环丙沙星及利福平的耐药情况，并根据结果选择敏感抗生素进行个体化治疗。

从抗生素堆叠到非抗生素治疗

自幽门螺杆菌发现至今，临床工作者一直为如何有效杀灭幽门螺杆菌做着不懈的努力，但随着幽门螺杆菌对抗生素耐药率的逐渐升高，抗幽门螺杆菌治疗似乎陷入了"道高一尺，魔高一丈"的怪圈。从 1999 年在海南提出中国抗幽门螺杆菌专家共识意见的 7 天三联疗法，到 2012 年井冈山专家共识的 14 天标准四联疗法以及作为补充的伴同疗法、序贯疗法等，抗生素使用剂量越来越大、疗程越来越长、治疗方案越来越复杂，而药物的不良反应增加、医疗负担加重、抗生素管理等问题日益引发关注。最新 Maastricht V 共识与多伦多共识均推荐的治疗方案中对抗生素并没有要求增加剂量，即使失败也不再增加剂量与疗程，也反映出单纯从抗生素剂量与疗程上做文章都是有限的。

幽门螺杆菌感染治疗有两个基本策略：一是杀灭或抑制幽门螺杆菌生长，主要依靠抗生素；二是影响幽门螺杆菌黏附和定植，使其不能在胃中"安家"而排出体外，依靠某些非抗生素药物，如益生菌、中药、黏膜保护剂等。因此，近年来研究者们将目光聚集到非抗生素药物治疗领域，力图寻找幽门螺杆菌治疗的新路径。

益生菌是近年来抗幽门螺杆菌领域的热点之一，临床研究提示联合益生菌可提高三联疗法的根除率，基础研究表明益生菌可抑制幽门螺杆菌生长，影响其在胃中定植，达到"以菌治菌"的作用；中医药是天然宝库，研究显示某些中药不仅有杀菌抑菌作用，提高三联、四联疗法的根除率，而且能改善胃肠内环境，明显改善临床症状，减少西药副反应，标本兼治；胃黏膜保护剂不仅能修复损伤的胃黏膜，改善临床症状，而且近年研究表明某些黏膜保护剂还具有抑制和杀灭幽门螺杆菌的作用。除此之外幽门螺杆菌疫苗的研究和临床应用将是非抗生素防治领域革命性的突破。

尽管我们看到这些非抗生素疗法在抗幽门螺杆菌临床应用中显示出了一定的治疗作用，但目前还不能打破以抗生素治疗为基础的格局，而仅仅起到辅助治疗作用，或者在有抗生素制衡因素情况下做一些替代补充，其作用机制亦需要进一步深入研究加以明晰。非抗生素治疗虽然显示出了很好的前景，但仍有很长的路要走。

以"菌"治菌——益生菌在幽门螺杆菌治疗中的作用

如何使用益生菌？

首先需要注意的是部分益生菌不能和抗生素一同使用，否则益生菌也会被抗生素杀死，就起不到应有的作用了，因此我们建议没有根除治疗禁忌的幽门螺杆菌感染患者先进行规范的根除治疗，在根除治疗结束后可以使用益生菌进行肠道的调理。

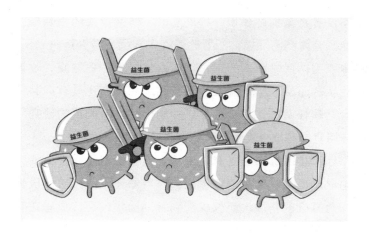

就益生菌的选择来说，可以掌握以下原则。

（1）活菌制剂相较死菌制剂效果更好。

（2）含多种益生菌的多联制剂对于提高幽门螺杆菌的根除率和降低不良反应的效果要优于单菌种制剂，但并不是服用的菌种越多越好，因为过多的菌种之间也会产生排斥作用，因此多联制剂都会考虑菌种之间的协调。

（3）菌数不是越多越好，而是要在合理的范围内，一般来说在每天20亿～100亿最为合适，超过400亿菌落数效果并不会更好。

（4）以胶囊和粉剂为宜。在服用时，应避免使用过热的水冲调或送服，水温以35～40℃为宜，避免高温造成益生菌死亡。

哪些人群适合服用益生菌呢？

益生菌虽然是对人体有益的菌，但也并不是所有人都需要使用益生菌制剂，健康人群通过正常饮食就能补充所需的益生菌，但对于一些特殊人群，可能就需要专门去进行补充，总结起来以下这几类人适合使用益生菌制剂。

（1）老年人：随着年龄增长，老年人胃肠道中益生菌的数量也在减少，因此幽门螺杆菌感染的老年患者可以通过补充益生菌来改善胃肠道的菌群状态。

（2）儿童：和老年人类似，儿童肠道菌群也容易出现失调的情况，对于未足年龄不能进行根除治疗的儿童，也可以应用益生菌进行治疗。

（3）伴有腹泻、习惯性便秘和消化不良的患者：这类幽门螺杆菌感染者本身可能就存在肠道菌群的紊乱，这种紊乱状态可能正是幽门螺杆菌能够猖獗的原因，通过补充益生菌对于抑制幽门螺杆菌的活动可能起到正面的作用。

（4）长期缺乏体力活动的人：平时很少活动的人，胃肠蠕动较弱，也容易出现肠道菌群的紊乱，在补充益生菌的同时也要注意加强运动，提高自身免疫力。

（5）幽门螺杆菌感染的高危人群：这里面包括了我们上面提到的老年人、儿童和免疫力较差的人群，另外，对于生活在幽门螺杆菌感染高发地区或有潜在感染风险的人来说，也可以通过适当补充益生菌来起到预防作用。

中药可以和治疗幽门螺杆菌的西药一起吃吗？

临床治疗中，很多患者会有疑问，例如"医生给我开了根除幽门螺杆菌的药物，但抗生素副作用比较大，可以同时服用中药减轻不适症状吗？""配合中药根除幽门螺杆菌，成功的概率会不会大点？""我现在在做根除治疗，恶心、口干、反酸症状很明显，同时吃中药治疗效果会不会更好？"

临床中，中药在减轻药物副作用、提高幽门螺杆菌根除率、缓解不适方面都有一定的作用。多种清热解毒的中药及复方制剂与三联药物联合能有效提高根除率，有学者研究表明，荆花胃康胶丸、养胃舒等中成药与三联药物联用可以达到铋剂四联的效果。同时，根据患者个人情况，辅以中药"扶正祛邪"，可以帮助减轻胃肠道不适症状、增加疗效。

但是，要注意并不是所有的中药都能与西药"和睦共处"。例如以下情况：

益生菌在辅助治疗可以提高幽门螺杆菌的根除率及降低不良反应，但其不能与黄芩、黄柏、金银花、连翘等有较强抗菌作用的中药一起服用。

四环素不能和含有金属离子的中药联用，如瓦楞子、龙骨、牡蛎、海螵蛸、滑石等，同时使用易形成螯合物而降低疗效。

枸橼酸铋钾与煅龙骨、煅牡蛎等碱性中药合用后疗效降低。

鞣质较多的中药与酶制剂（胃蛋白酶、淀粉酶、胰酶等）合用，会降低利用度，使疗效降低，如五倍子、诃子、地榆、虎杖。

所以，配合服用中药及复合制剂时，要在医生指导下合理使用，尽量避免相关不良反应。

残胃患者如何行抗幽门螺杆菌治疗？

胃部分切除术后，残胃发生一系列组织学改变，部分发展成为残胃炎、残胃癌、吻合口溃疡等残胃病变。有文献报道，有 60% ~ 100% 的残胃患者发生残胃炎，其主要发生原因为幽门螺杆菌感染和十二指肠液反流。患者一般会有腹痛、腹胀、胃灼热、呕吐胆汁等多种临床表现，胃镜下可见近吻合口区充血、水肿、出血等病理变化。

幽门螺杆菌在残胃患者中的感染率在 25% ~ 73% 之间，感染率与胆汁反流、残胃病理改变、手术术式等存在一定相关性。残胃病变为幽门螺杆菌的定值、生长提供环境，而幽门螺杆菌的入侵又加重了残胃病变。幽门螺杆菌被国际癌症研究中心列为一级致癌病原菌，而残胃是胃的癌前病变之一，因此幽门螺杆菌感染的残胃患者，是胃癌的高危人群，如果没有抗衡因素，应该积极进行幽门螺杆菌根除治疗。目前，国内多采用质子泵抑制剂、铋剂加上两种抗生素的四联疗法根除幽门螺杆菌，我们认为，四联疗法同样适用于治疗残胃患者的幽门螺杆菌感染，但是还要根据具体情况，选择抗生素的种类及治疗疗程。

什么是幽门螺杆菌感染的免疫治疗？

幽门螺杆菌是一种感染性疾病，其感染人群数量非常巨大，全球有一半以上的人口感染幽门螺杆菌。目前根除幽门螺杆菌需要抗生素等多种药物联用，费用昂贵，而且耐药菌的产生使根除率逐年下降，免疫接种是在大规模人群中预防和控制感染性疾病最为经典和有效的方法。

幽门螺杆菌感染产生的毒力因子和细胞黏附分子参与多种信号通路及免疫信号传导，直接或间接引起的免疫－炎性反应，可导致胃炎及消化性溃疡的发生。自然感染幽门螺杆菌后机体的免疫反应不能清除细菌反而导致胃黏膜慢性免疫病理损害。有效的疫苗接种可刺激机体产生不同于自然感染的保护性免疫反应。大量实验表明免疫接种可预防甚至治疗幽门螺杆菌感染。大多数幽门螺杆菌感染发生于儿童期，故免疫接种的最佳时期应该是学龄期。

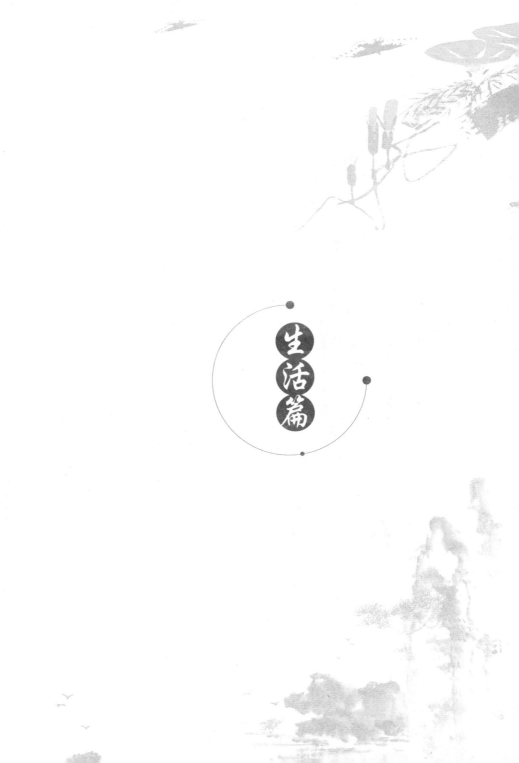

生活篇

饮水卫生与幽门螺杆菌感染

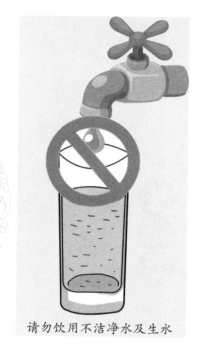

请勿饮用不洁净水及生水

大家都知道，饮用生水不卫生，那么饮用生水和幽门螺杆菌的传播是否有关系呢？

很多研究的结论都将饮用生水列为幽门螺杆菌感染的危险因素，也就是说，这二者之间是有一定相关性的。虽然幽门螺杆菌在自然条件下不易存活，短时间内就可以死亡，但是，如果饮用被幽门螺杆菌污染的水源，依然有被感染的可能。在一些生活条件差的地区，用水卫生难以保障，加之人口密度大等因素，幽门螺杆菌就可以通过水源在人群中传播，造成相互感染。

因此，生活中尽量不要饮用生水，但是也无须过度担心，幽门螺杆菌可以说是一种比较"脆弱"的细菌，高温就可以杀灭，注意用水卫生，饮用煮沸过的水就可以避免细菌的传播。

共同进餐会感染幽门螺杆菌吗？

俗话说"民以食为天"，饮食不仅仅是满足生存需求，如今也成为我们生活、社交、人情往来中不可或缺的一部分，大事小事都可以成为聚餐的理由，人们共同在一张桌子上进餐的机会越来越多。幽门螺杆菌感染作为一种经过口—口、粪—口途径传播的感染性疾病，在共同聚餐的人群中传播的风险自然也会增高。

因此，很多人担心同幽门螺杆菌感染者共同进餐会感染幽门螺杆菌不无道理。不过，同感染者一同就餐是否一定会被传染，还需要具体分析。如就餐方式是我们常见的桌餐，而且大家都用自己的筷子夹菜，不怎么使用公筷，这样还是非常容易传播细菌的；如果我们在桌餐中都使用公共餐具夹菜，或享用自助餐，那么幽门螺杆菌传播的概率就会大大降低。另外，个人体质的差异也十分关键，幽门螺杆菌是一种条件致病菌，并非所有接触到幽门螺杆菌的人都会被传染，

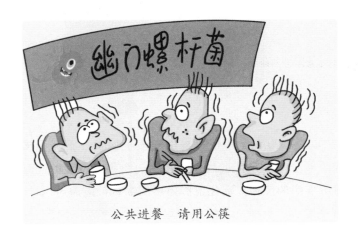

公共进餐 请用公筷

还与人体的胃黏膜屏障、免疫力相关，抵抗力差的老年人较抵抗力强的年轻人更加容易被传染。

因此，与幽门螺杆菌感染的患者共同进餐不一定会被传染。但是，我们还是应该注意用餐卫生及用餐方式，尽量避免幽门螺杆菌的传播。

口对口给幼儿喂食会传播幽门螺杆菌吗？

不少人在喂养孩子时，总是担心孩子不能够完全咀嚼、消化不良，仍采用"口对口喂食"的方式，殊不知，这种方式非但不会帮到孩子，反而可能会导致孩子产生健康问题。

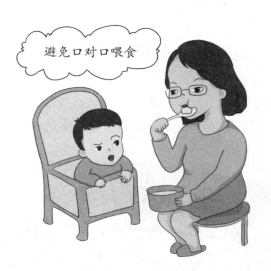

避免口对口喂食

"口对口喂食"不仅极易造成孩子偏食，不利于孩子的牙齿生长及咀嚼功能的发育，还有一个更加重要的问题，就是导致疾病的传播。消化道传播疾病很有可能通过这种"爱"的方式传染给孩子，其中很常见的一个细菌就是我们要介绍的"幽门螺杆菌"。

前一篇我们已经提到，幽门螺杆菌可以通过唾液传播，因此，口对口喂食这种方式是不可能避免唾液交换的，换言之，如果长辈感染幽门螺杆菌，这样的喂食方式是极易将细菌传染给孩子的。西非的一项调查显示，母亲通过咀嚼食物后喂养的幼儿，幽门螺杆菌感染的危险系数是非咀嚼喂养儿童的 2.9 倍。同时应注意的是，很多成年人的幽门螺杆菌是在儿童时期感染的。所以，儿童时期的防护尤为重要。

从以上我们可以看出，"口对口喂食"对于孩子而言，其实是非常危险的一个行为，在生活中还是应当避免。

对于幽门螺杆菌感染，分餐是势在必行吗？

提到"分餐制"，大多数人首先想到的就是西餐，殊不知，"分餐制"在中国自古至今是一直存在的。

《儒林外史》中就写道："主宾六人，每人一席，共是六席。"《红楼梦》里也写有：请客吃饭，一人一把椅，一张桌，饭菜各有一份，连酒壶都人各一把。这说明分餐制在古代并不鲜见。秦汉以至隋唐以后，西北地区少数民族的桌椅先后进入中原地区，高桌大椅的出现也直接导致了用餐方式的变化，由分餐制变为了合餐制。的确，我们现在可能更加习惯众人齐聚一桌，共同用餐，但是这样的就餐方式确实对于人们的健康是有弊无益的。很多细菌就是这样通过唾液进行传播的，幽门螺杆菌亦然。

因此，从健康的角度出发，更应当实行分餐制，不便于分餐时，也尽量使用公筷，就可以非常有效地避免幽门螺杆菌的传播。

家用餐具消毒与幽门螺杆菌感染

幽门螺杆菌感染具有传染性，可通过唾液进行传播，那么幽门螺杆菌感染的患者使用过的餐具要如何消毒呢？

其实，幽门螺杆菌是一种非常"娇气"的微需氧细菌，对生长环境要求苛刻，对营养要求较高，只有在微需氧、适度湿度、37℃环境下，才可缓慢生长。幽门螺杆菌生长最适宜的氧含量为5%，而我们大气中的氧含量为21%，高原地区氧含量偏低，但是也难以达到幽门螺杆菌的生长要求，也就是说，在一般的空气条件下，幽门螺杆菌难以繁殖生长，在干燥空气中暴露4小时，幽门螺杆菌可全部死亡。

正因为幽门螺杆菌自身对于生存条件要求极高，所以一般的消毒办法如煮沸、洗碗机、消毒柜等均可奏效，都能够达到杀菌、避免传播的效果。

牙刷对幽门螺杆菌感染有影响吗？

刷牙是保持口腔卫生的简单有效的方式，规律刷牙可减少细菌经由口腔进入体内，同时也减少牙菌斑的形成，但是，牙刷的卫生却可能被很多人忽略了。

刷牙过程中牙刷很容易受到污染，包括来自口腔的微生物，如龋病致病菌变形链球菌、牙周致病菌、条件致病的真菌如白色念珠菌等，也包括经常存在于牙菌斑中的幽门螺杆菌，由此带来幽门螺杆菌的反复感染或相互传播。在保存过程中，牙刷也可能受到外界环境的污染。不同的保存条件也会影响牙刷的污染程度。有人喜欢将牙刷倒置或在袋子等密闭的环境中保存，希望减少与外界的接触，降低感染概率，但是殊不知，这样造成的潮湿、厌氧的环境，恰好有助于牙刷上附着的幽门螺杆菌等厌氧和兼性厌氧细菌迅速增殖，反而加重了牙刷的污染。

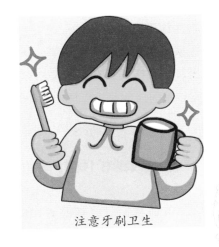

注意牙刷卫生

因此，想要维持口腔卫生，减少幽门螺杆菌感染与传播的机会，保证牙刷的卫生也是必不可少的。建议不与他人共用牙刷，使用牙刷后应将牙刷置于通风干燥处，可使用漱口液消毒牙刷，并且定期更换牙刷。

接吻会传染幽门螺杆菌吗？

亲吻具有亲爱、欢迎之意，清代黄钧宰在《金壶逸墨·洞元镜》曾这样描述："西人谓欧洲诸国男女，不避嫌疑，亲属相逢，则握手接吻以为礼。"那么很多人可能会有这样的疑问：接吻会导致幽门螺杆菌的传播吗？

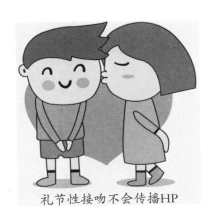

礼节性接吻不会传播HP

我们知道，幽门螺杆菌的主要通过"口—口"传播，而且在感染者的牙菌斑中也存在着幽门螺杆菌。因此，接吻这种亲密的表达爱意的方式，还是存在传播幽门螺杆菌的风险。诚然，我们也不必过于敏感，"因噎废食"，一般的礼节性接吻往往没有唾液交换，是不会导致幽门螺杆菌传播的。对于关系亲密的情侣、伴侣等，正视幽门螺杆菌感染的风险，在出现相关症状及有胃癌家族史的情况下积极筛查，及时治疗，可以显著降低互相传播的可能性。

感染幽门螺杆菌可以过夫妻生活吗？

前面我们已经提到过，幽门螺杆菌的主要传播方式为"口—口传播"和"粪—口传播"，幽门螺杆菌一般存在于人体的消化液中，因此，与幽门螺杆菌感染者接吻有可能导致被感染，除此之外的夫妻生活是不会导致幽门螺杆菌感染的。

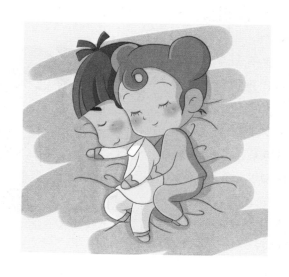

吸烟对幽门螺杆菌有影响吗？

我们都知道，吸烟有害健康，长期吸烟可能导致多种疾病，那么吸烟和幽门螺杆菌也有关系吗？

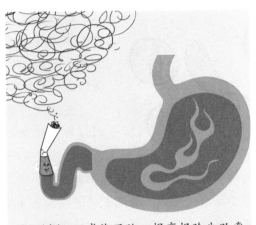

吸烟增加HP感染风险，提高根除失败率

根据世界卫生组织关于吸烟的定义，将"一生中连续或累积吸烟6个月或以上者"定为吸烟者。研究表明，吸烟能够使胃收缩力下降，降低胃的排空速度。烟草中的尼古丁则降低胃黏膜前列腺素的合成，进而造成胃黏膜血流量的减少，而有效的胃排空和丰富的胃黏膜血流均是人体重要的防御机制，能够防止胃黏膜受到损伤。

由此可见，吸烟者胃黏膜屏障受损，更容易被幽门螺杆菌等致病因素所侵袭，临床研究中发现吸烟者幽门螺杆菌检出率明显高于非吸烟者，都提示吸烟易导致幽门螺杆菌感染。此外，吸烟不但能增加幽门螺杆菌感染的风险，还能增加根治幽门螺杆菌的失败率。

因此，提倡戒烟可能会防止或减少胃黏膜幽门螺杆菌的感染，对预防常见胃病的发生有重要意义。

饮酒对幽门螺杆菌有影响吗？

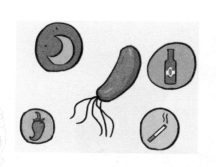

前一节我们介绍了吸烟与幽门螺杆菌的关系，那么饮酒是否对幽门螺杆菌感染有影响呢？

通过流行病学调查可以发现，饮酒与幽门螺杆菌感染并没有明显的关系，所以饮酒与幽门螺杆菌感染关系尚不能肯定。但是饮酒与溃疡病的发生是具有关联的，嗜酒者的溃疡病发生率更高，饮酒与幽门螺杆菌感染均会对胃黏膜造成损伤，因此，长期饮酒者若合并幽门螺杆菌感染，会加速患者胃黏膜慢性炎症、萎缩和肠化加重及不典型增生的发生。

蜂蜜对幽门螺杆菌有何作用？

蜂蜜是我们日常生活中十分常见的食品。我国是世界上较早驯化蜜蜂的国家之一，早在汉代蜂蜜已作为普遍的饮品。其实除了作为饮品，蜂蜜在数个世纪前便被作为药品应用，尤其是治疗消化系统疾病、感染性疾病。

近年来，国外学者观察到 20% 浓度蜂蜜可以抑制幽门螺杆菌受试菌株的活性，对多种抗生素耐药的幽门螺杆菌受试菌株也起到一定的抑制作用；10%浓度的蜂蜜可使一半受试的幽门螺杆菌菌株受到抑制。进一步的研究发现，蜂蜜是通过渗透作用来抑制幽门螺杆菌的。但蜂蜜发挥抗菌作用需要依赖一定的浓度，随着浓度的降低，其抑制幽门螺杆菌的作用也随之递减。由于目前尚难以使蜂蜜口服后在胃黏膜表面附着较长的时间以保持一定的有效浓度，单用蜂蜜根除幽门螺杆菌并不是理想的选择。

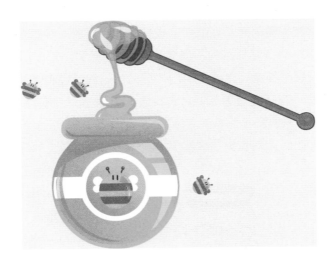

　　当然，作为一种补充疗法，蜂蜜是可以作为幽门螺杆菌患者治疗的辅助饮品的。我们在选购蜂蜜时一方面要注意购买正规渠道来源的正品蜂蜜，另一方面可以适当选择对于幽门螺杆菌有更好抑制作用的花蜜，如龙眼蜜、荔枝蜜、八叶五加蜜、桂花蜜、野菊花蜜、桉树蜜、红树林蜜等7种蜂蜜，其中尤以桉树蜜最佳。由于蜂蜜中含糖量高达75%，糖尿病患者应避免服用，可以通过多喝酸奶、适当饮茶等方式进行饮食调护。

食用酸奶对预防幽门螺杆菌有用吗？

我们都知道，酸奶中含有益生菌，那么食用酸奶对幽门螺杆菌有用吗？

乳酸杆菌作为最重要的益生菌，具有特有的生物特性，可以从调节菌群失调，减少以抗生素为主根治幽门螺杆菌的疗法所引起的副作用。胃内的 pH 值很低，大部分经口而入的细菌都被胃酸杀死，乳酸杆菌是其中能存活的一种主要菌群。给已感染幽门螺杆菌的小鼠服用乳酸杆菌可以在一定程度上减轻其感染程度，血清中幽门螺杆菌的抗体滴度也明显降低。目前的一些研究结果表明，食用酸奶可以提高三联疗法对幽门螺杆菌感染的根除率。

因此，适当食用一些酸奶，尤其是自制酸奶，对防治幽门螺杆菌还是有好处的。但是，在食用酸奶时也有一些注意事项，例如，市面上出售的酸奶种类繁多，如风味乳、布丁、慕斯等含糖量都比较高，不适于糖尿病患者食用；酸奶一般采用冷藏方式保存，但是低温的酸奶就不适合脾胃虚弱的人来食用。

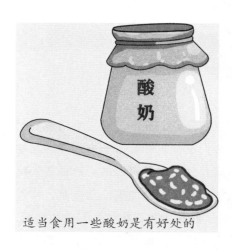

适当食用一些酸奶是有好处的

饮茶对幽门螺杆菌治疗有好处吗？

茶在我国有着悠久的历史和传统，现在也成为风靡全球的饮品。饮茶不仅仅是一种很好的放松身心的方式，对我们的健康也有诸多益处。根据《中国茶经》的分类法，茶叶可以分为绿茶、红茶、乌龙茶、白茶、黄茶、黑茶，其中对幽门螺杆菌有抑制作用的主要是绿茶。

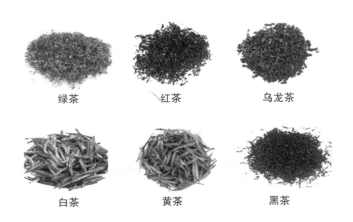

绿茶　　　　　　红茶　　　　　　乌龙茶

白茶　　　　　　黄茶　　　　　　黑茶

研究表明绿茶提取物对幽门螺杆菌有抑制作用，其中主要起抗菌作用的成分即是茶多酚中的一种——没食子酸酯（EGCG）。EGCG能够破坏细菌的外衣——细胞膜的脂质双分子层，从而达到杀菌作用。另外有研究显示，绿茶对幽门螺杆菌的感染还能够起到预防作用：它能够降低幽门螺杆菌的黏附作用，从而阻止其向人体胃黏膜的侵袭；在尚未感染幽门螺杆菌之前常饮绿茶，还能够减少胃黏膜炎性损伤，降低感染后幽门螺杆菌在胃内的数量。可以说，绿茶既能够预防，又能够辅助治疗幽门螺杆菌感染，"一箭双雕"，不失为绝佳的饮品。

当然，饮茶与否、饮何种茶也需要因人而异。例如胃肠道难以耐受绿茶寒凉之性者，又如患有缺铁性贫血的患者，均不宜饮茶。对于那些不喜欢茶叶苦味口感的患者，则可以将我们前文中提到的蜂蜜和绿茶一同饮用，不仅风味更加独特、甘润可口，同时也能够增强抗幽门螺杆菌的作用。

什么食物能预防幽门螺杆菌？

在生活中，什么样的食物可以预防幽门螺杆菌呢，下面简单介绍几个。

（1）冲泡丁香茶叶饮用。每天冲泡 3～5g 丁香茶叶即可。丁香茶叶中含有的丁香油和丁香酚可有效抑制幽门螺杆菌活

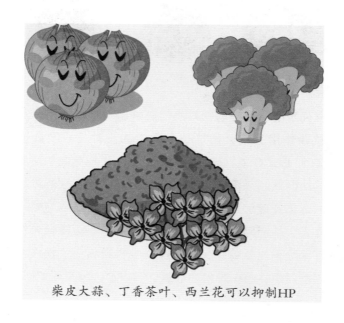

柴皮大蒜、丁香茶叶、西兰花可以抑制HP

性，抑制它们繁殖，从而起到抑菌杀菌的目的。

（2）口嚼生的紫皮大蒜。大蒜，是百合科多年生草本植物大蒜的干燥鳞茎。我国科学家1998就报道了大蒜抗幽门螺杆菌的体外抑菌实验，并用大蒜提取物联合抗生素进行抑菌实验，结果显示，蒜随其溶液浓度的升高，对幽门螺杆菌的抑制作用也增强。鲜大蒜比大蒜提取液、大蒜素片对幽门螺杆菌的抑制作用强10倍以上，大蒜油丸则无抑菌作用，这可能与大蒜的有效成分大蒜辣素易挥发有关系。大蒜提取液与阿莫西林合用能增强疗效，与甲硝唑、替硝唑和铋剂联合使用也有相互累加作用。但蒜比较刺激，脾虚腹泻、肝病等患者，不建议食用。

（3）吃西兰花。研究发现西兰花嫩叶有抑菌成分，常吃西兰花，患者粪便中的幽门螺杆菌抗原水平可下降40%以上。

食用毛肚会传播幽门螺杆菌吗？

毛肚、猪肚即牛和猪的胃，是许多人喜欢的一类食物。我们都知道，幽门螺杆菌主要存在于胃黏膜中，那么，食用毛肚、猪肚等，是否也会有可能感染幽门螺杆菌呢？

虽然在猪、猴等动物的胃内发现存在幽门螺杆菌，但是在自然条件下，以动物为媒介的传播方式尚未被证实能够导致幽门螺杆菌的感染。而且，幽门螺杆菌对于生长条件要求苛刻，高温可轻易将幽门螺杆菌杀死。所以，在食用这类食物时，只要注意饮食卫生，经过高温消毒，不食用生的毛肚、猪肚，就可以避免幽门螺杆菌的传播。

哪些生活习惯能够减少感染幽门螺杆菌的机会？

前面提到了许多幽门螺杆菌的相关知识以及危害，也多次强调要养成良好的生活习惯避免幽门螺杆菌的传播，那么具体我们应该怎么做呢。

（1）注意个人卫生，改正不良习惯，饭前便后洗手，这也是避免多种细菌传播的主要方式。

（2）保证家庭居住环境的干净整洁，"脏乱差"的环境是细菌良好的"繁殖地"。

（3）在进餐时分餐或者使用公筷，避免"口—口传播"。

（4）餐具及时消毒。

（5）避免对儿童"咀嚼喂食"。

（6）儿童、老年人及抵抗力差的人使用单独的餐具。

（7）已发现幽门螺杆菌感染的患者应与他人分餐，避免交叉感染。

（8）注意口腔卫生，早晚刷牙，牙垢中亦可藏有幽门螺杆菌，造成反复感染，口腔卫生尤其值得注意。

（9）定期体检，至少 1 ～ 2 年进行一次 ^{13}C 呼气检查。

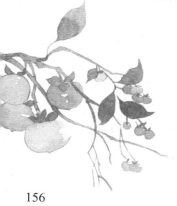

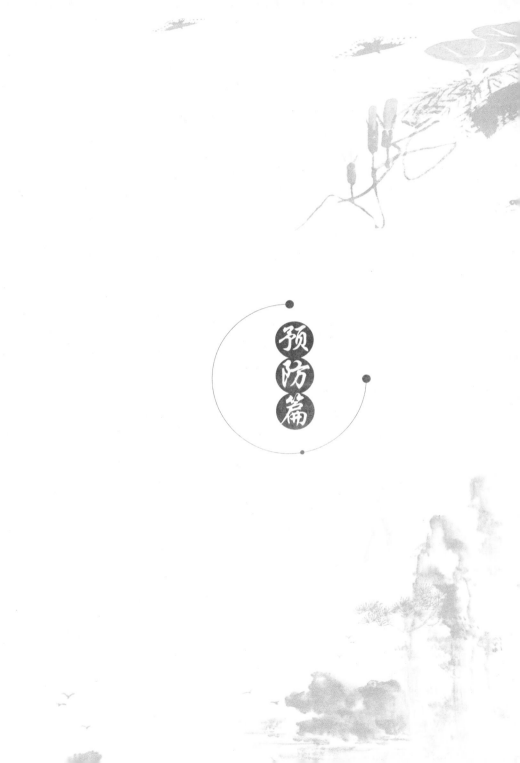

预防篇

幽门螺杆菌，你从哪里来？

相信很多人会有这样的疑问，幽门螺杆菌到底从何而来，又是如何进入我们身体的呢？

首先，需要明确的是，幽门螺杆菌是一种传染性疾病，传染性疾病在传播过程中，就需具备三个必要条件：传染源、传播途径、易感人群。这一篇我们先来介绍幽门螺杆菌感染的传染源。

传染源是疾病传播的罪魁祸首，包括体内有病原体生长、繁殖并能够排出病原体的人或动物，这当中既包括被感染的病人，也包括未发病的病原携带者和受感染的动物。

对于幽门螺杆菌感染而言，人类是目前最为确切的幽门螺杆菌宿主，换句话说，被感染的人群是最重要的传染源。幽门螺杆菌在人体胃内定植并排出体外后，可传染给健康人。而且研究表明，在人类粪便、唾液、牙垢、呕吐物中均可检测或培养出幽门螺杆菌。在动物方面，目前已从家猫、猪胃内分离出幽门螺杆菌，但尚无明确的证据提示猫、猪是感染幽门螺杆菌的传染源。也就是说，幽门螺杆菌通过动物传播给人类的可能性是非常小的。

幽门螺杆菌是如何传播的？

既然人类是幽门螺杆菌感染最主要的传染源，那么它是如何在人与人之间进行传播？又是经过何种媒介进行传播的呢？这就是我们这一篇要介绍的"传播途径"。

　　幽门螺杆菌感染是消化道传播疾病，主要通过"口—口""粪—口"方式进行传播，近年来医源性传播也逐渐受到关注。

　　口—口传播主要是以唾液作为媒介，即与幽门螺杆菌感染者共同进餐、共用餐具都有可能被感染，或进食不洁食物亦可被感染。值得注意的是，细菌通过被污染的水源传播也是重要的传播途径，尤其在卫生条件较差的地区，幽门螺杆菌通过水源传播同样不罕见。

　　医源性传播是指在进行一些医疗活动时被感染，因为幽门螺杆菌主要存在于胃内，因此胃镜检查是幽门螺杆菌医源性传播最重要的途径。此外，在口腔科、儿科婴儿室也易引起医源性传播。

　　在自然条件下，以动物、宠物、苍蝇、昆虫为媒介的传播方式尚未被证实能够导致幽门螺杆菌的感染。

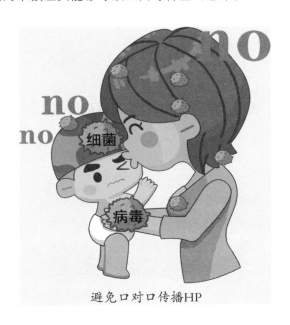

避免口对口传播HP

你是幽门螺杆菌"喜欢"的人吗？

在生活中，为什么有些人很容易被幽门螺杆菌感染，而有些人并没有刻意预防，也不会被幽门螺杆菌感染呢？

幽门螺杆菌侵袭人体，也是有选择性的，容易被幽门螺杆菌感染的这一类人，我们称之为"易感人群"，那么这类人群有什么共同特点呢？

易感人群，即对某种传染病的病原体缺乏免疫力而易受感染的人群。对于幽门螺杆菌来说，易感人群主要有两类，第一类人群主要为老年人、儿童及免疫功能低下的人群，这类人群的自身抵抗力较弱，故容易受到幽门螺杆菌的侵袭。第二类人群主要为与幽门螺杆菌感染密切接触者，密切的生活接触为幽门螺杆菌的传播提供了有利的条件。此外，居住卫生条件差、饮食作息不规律同样会增加幽门螺杆菌的易感性。

幽门螺杆菌感染有潜伏期吗？

潜伏期，是指病原体侵入人体至最早出现临床症状的这段时间。

对幽门螺杆菌感染而言，目前认为其没有明确的潜伏期。部分患者在感染后即可发病，表现为反酸、胃灼热、消化不良等症状，且症状表现不尽相同。但也有部分患者感染后并无不适表现，而是随着时间推移而逐渐表现出相应的症状，这段时间可长可短，个体性差异比较明显。究其原因，这主要与不同的幽门螺杆菌菌株致病力和个体对其反应的差异性有关。

幽门螺杆菌感染有"聚集性"吗？

在临床中，我们会发现这样一个有趣的现象，幽门螺杆菌感染患者的家人或一同生活的人较其他人有更高的感染率，我们称之为"家庭聚集现象"，这是幽门螺杆菌感染的一个明显的特点。

虽然叫作"家庭聚集现象"，但是这一特点并不局限于家庭中，在学校、集体宿舍这些人群密集的场所，也常有这一现象的发生。这主要与幽门螺杆菌的传播方式有关。

幽门螺杆菌主要通过"口—口"及"粪—口"方式进行传播，而一家人或者在集体宿舍一同居住的人，居住、饮食、饮水都在一起，生活条件及生活方式也基本相同，互相接触的机会很大，这就便于幽门螺杆菌的传播。而且，在家庭中，儿童抵抗力最差，一些长辈又习惯于口对口喂食，极易将幽门螺杆菌传染给儿童，这也是"家庭聚集现象"产生的一个重要原因。

幽门螺杆菌感染的环境风险有哪些？

幽门螺杆菌感染作为一种传染性疾病，有诸多危险因素，那么，幽门螺杆菌感染和我们的生活环境有关系吗？

幽门螺杆菌是一种"经口入"的细菌，可以肯定地说，幽门螺杆菌的传播与我们的生活环境是有密切关系的。世界胃肠病学组织（WGO–OMGE）临床指南中指出幽门螺杆菌感染在儿童中传播的已知危险因素包括：①社会经济水平差；②居住条件拥挤（人均居住面积小）；③多个儿童同睡一张床；④兄弟姐妹众多；⑤污染的水源；⑥种族；⑦家庭成员中有感染者。

这些危险因素不仅会"便于"幽门螺杆菌在儿童中的传播，同样也会促进幽门螺杆菌在人群中传播。因此，注意饮食、饮水、环境卫生，对于减少幽门螺杆菌传播是非常必要的。

远离幽门螺杆菌感染的"盾牌"是什么？

面对幽门螺杆菌感染，我们应该如何举起"盾牌"，有效地预防幽门螺杆菌的感染呢？

1. 加强宣传教育，提高防病意识

通过医院、社区进行多角度的宣传教育，增加大家对幽门螺杆菌的了解和认识，只有充分了解，才能做到"不轻视、不恐慌"，从而正确对待。其次，通过自查、筛查的方式早发现、早诊断、早治疗，以减少传播、感染。另外，要重视的是定期体检。并非所有存在幽门螺杆菌感染的患者都会出现相应的临床表现，可通过体检中幽门螺杆菌的筛查来得知自己是否存在感染。一般人可以 2 ～ 3 年进行一次幽门螺杆菌检测，而如果你属于前文提到的易感人群，最好每年进行一次体检，才能做到防患于未然。

2. 控制感染源头，自觉减少传播

在幽门螺杆菌传染途径中，被感染者是最主要的传染源，幽门螺杆菌可通过人体的唾液、分泌物、排泄物等排出，进一步感染其他健康人群。已知感染者宜与他人分餐，可使用单独的餐具，并及时消毒，以减少消化道传播的概率。

3. 切断传播途径，有效预防感染

不同于西方国家的分餐制，中国人历来以合餐制为主，这不仅是一种由来已久的饮食习惯和餐饮制度，还与中国的传统礼仪与待客之道关系紧密，但这却为幽门螺杆菌的传播提供了便利条件。提倡分餐，不仅仅减少幽门螺杆菌的传播机会，也可切断其他经消化道传播疾病的途径，是控制疾病感染率行之有效的方法。

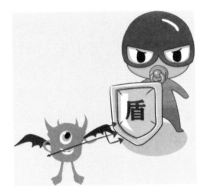

4. 保护易感人群，避免可控感染

有研究者在西非做过的一项调查显示：母亲通过咀嚼食物后喂养的幼儿，幽门螺杆菌感染的危险系数为非咀嚼喂养幼儿的 2.9 倍。一项针对反复腹痛患儿幽门螺杆菌感染影响因素的调查同样显示：通过咀嚼喂食的患儿幽门螺杆菌感染率高于其他患儿。因此在哺育幼儿时应注意避免咀嚼喂食的方式。

其次，免疫力低下者、老人亦应注意避免感染，同时改善机体亚健康状态，增强免疫力，避免细菌侵袭。

预防幽门螺杆菌感染需要借助药物吗？

许多人都会关心这样一个问题：既然幽门螺杆菌与我们

的健康息息相关，那么在日常生活中是否可以服用药物来进行预防呢？幽门螺杆菌根除治疗的常用药物，如抗生素、质子泵抑制剂、铋剂等都重在治疗，并不能用于预防感染，盲目服药，会对身体造成不必要的伤害。

随意吃点抗生素对幽门螺杆菌感染有用吗？

随着幽门螺杆菌感染越来越受到人们的关注和重视，很多人会问，是否可以随意吃些抗生素来减少或者治疗幽门螺杆菌感染呢？

答案是否定的，而且这样的做法会适得其反。

幽门螺杆菌的治疗用药是严格且规范的。在没有医生的指导下，随意服用抗生素不会起到任何治疗效果。因此，在已知自己被感染的情况下，不要随意服用抗生素；或在没有明确自己是否被感染了幽门螺杆菌的情况下，更不可随意服用抗生素。所有的药物都有其不良反应，随意用药不仅不

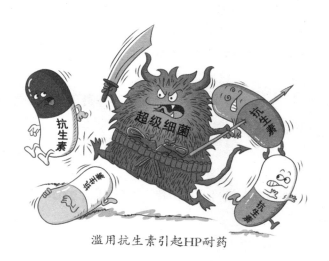

滥用抗生素引起HP耐药

能达到治疗或者预防的目的，还会对身体健康造成不必要的伤害。

抗生素滥用对幽门螺杆菌治疗带来的"灾难"

抗生素的不合理应用会带来严重的耐药性问题。早在2001年，世界卫生组织（World Health Organization，WHO）即发表了《WHO遏制抗生素耐药的全球策略》，针对抗生素耐药的严峻形势提出了指导建议。2011年世界卫生日的主题被确立为"控制抗生素耐药性：今天不采取行动，明天就无药可用"，再次强调问题的严重性，希望引起人们的普遍关注并且提高对抗生素耐药认识。2014年4月世界卫生组织发布了全球范围内的抗生素耐药监测报告——《抗生素耐药：全球监测报告2014》，并且在报告中强调抗生素耐药是全球范围内的问题，目前形势严峻，甚至某些细菌已无药可医。

幽门螺杆菌敏感的药物有限，临床常用的为阿莫西林、甲硝唑、克拉霉素等药物，然而随着细菌耐药率的提高，这些药物对幽门螺杆菌的根除率也在下降。2000—2009年，北京地区幽门螺杆菌对克拉霉素、甲硝唑等药物的耐药率有明显上升甚至成倍增长，上海地区幽门螺杆菌对甲硝唑的耐药率虽稍有下降，但对克拉霉素、左氧氟沙星的耐药率均有显著增加。

抗生素耐药对幽门螺杆菌治疗带来的"灾难"不容小觑，随着幽门螺杆菌耐药率的上升，我国幽门螺杆菌根除率已显著下降，多数方案的根除率仅为70%～85%。有研究表明，传统幽门螺杆菌三联疗法的根除率已低于80%，而理想的根除率应在90%以上。

中药可以预防幽门螺杆菌感染吗？

在中医学的理论体系中，十分重视疾病的预防。早在《黄帝内经》中就曾有这样的论述，"是故圣人不治已病治未病，不治已乱治未乱，此之谓也"。中医学所蕴含的预防医学核心内涵也以此为基础，提出"未病先防、欲病救萌、既病防变、瘥后防复"。因此，强调将疾病扼杀在萌芽状态，而不是在疾病影响到身体健康后再采取措施。

研究表明，许多中药如黄芩、黄连、丹参、陈皮等均有不同程度的抑菌作用，但是中药以整体调节机体功能为主，作用复杂，且每个人的体质状况不同，日常生活中并不建议长期服用这些单味中药来预防幽门螺杆菌感染。

中医学预防思想强调"养内"与"防外"，在防止外邪入侵的同时，还要注意调补内气，所谓"正气存内，邪不可干""邪之所凑，其气必虚"。调理饮食、强健体魄都是非常好的方法，中医学在几千年的发展中也积累了许多行之有效的保健方法，如药膳、针灸、五禽戏等，都可以很好地调节人体内部平衡，调动人体正气抗邪。增强自身体质不仅对于幽门螺杆菌感染有预防作用，亦对多种疾病的外侵起到很好的抵御作用。

药食同源对预防幽门螺杆菌感染有作用吗？

"药食同源"包括"药食同理""药食同用"及"药食两用"等观点。卫生部公布的药食同源品种共有丁香、乌梅、木瓜、甘草、龙眼肉（桂圆）、百合、肉桂、枣（大枣、酸枣、黑枣）、姜（生姜、干姜）、荷叶等87种。药、食的区别主要体现在"食养正气，药攻邪气"。如绿豆和大黄，均有清热的作用，绿豆作为食物可清胆养胃、解暑止渴，而大黄泻下攻积、泻火解毒，作用较绿豆要强许多。药食同源，"寓医于食"，既将药物作为食物使用，又将食物赋以药用价值；既具有食品的常规营养价值，又可防病治病、强身健体。

幽门螺杆菌感染归属中医"邪气"范畴，抵抗邪气外侵，一方面要调补正气，一方面要调整体质，幽门螺杆菌偏爱湿热体质，因此清湿热也可预防幽门螺杆菌感染。这87种药食同源品种中，丁香、山药、甘草、乌梅、金银花、鱼腥草、莲子、淡竹叶、菊花、蒲公英、蜂蜜、橘皮、薏苡仁等均可达到以上作用。

中药代茶饮可以预防幽门螺杆菌感染吗？

中药代茶饮是用沸水冲泡或加水煎煮中草药取汁，频频饮服，用以防治疾病的一种剂型，方便饮用。很多中药都有抗幽门螺杆菌的作用，如黄芩、金银花、板蓝根、青黛、诃子、白果、黄柏、元胡、秦皮、蒲公英、石榴皮、野艾、鱼腥草、白花蛇舌草、半枝莲、青黛、牡丹皮、三七、生地黄、桂枝、党参、黄芪、甘草、陈皮、木香、枳实、柴胡、乌梅、槟榔等，可依据不同体质择其几味组成代茶饮，如湿热体质的人可选用金银花、木香、陈皮，而偏于气虚的人可选用党参、黄芪。

中药代茶饮与"药食同源"还是有所不同，更多是取其药性，因此在服用时应当注意符合个人体质，同时注意适量服用。

幽门螺杆菌疫苗离我们还遥远吗?

幽门螺杆菌感染既然是一种传染性疾病,是否可以像乙肝、水痘一样,通过注射疫苗来远离感染呢?

幽门螺杆菌自然感染会诱导机体产生免疫应答,但是因为幽门螺杆菌可通过多种机制逃避宿主免疫应答,同时形成对幽门螺杆菌感染的免疫耐受,导致机体不能清除幽门螺杆菌,从而导致慢性炎症。目前认为幽门螺杆菌自然感染诱导的免疫应答与接种疫苗诱导的免疫应答不同,因此疫苗有望根除幽门螺杆菌,但是关于疫苗的免疫机制目前仍存在很多争议。

幽门螺杆菌疫苗自20世纪90年代起就一直在不断研究中,在动物实验中取得了一定的成果,小范围临床试验也证实了疫苗的抗菌效果。疫苗主要有全菌疫苗、亚单位疫苗、

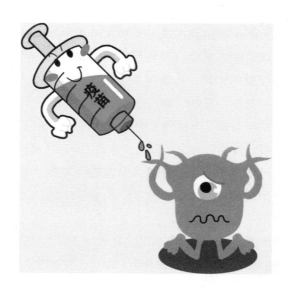

核酸疫苗、联合疫苗几类。全菌疫苗因含有多种未知成分，不良反应较大，已逐渐不被采用。但是遗憾的是，能够广泛应用于人群并可达到满意效果的疫苗目前还没有问世，主要存在的问题有：幽门螺杆菌作用机制尚不明确，疫苗效果受多种因素影响，以及疫苗的副作用和安全性有待验证。

通过疫苗来对幽门螺杆菌进行预防无疑是一条便捷的道路，但是就目前的研究来看，幽门螺杆菌疫苗广泛应用于临床还有一段路要走，还需要进行更深入的研究，以期能制备出更安全、有效的疫苗。

幽门螺杆菌会"卷土重来"吗？

"我的幽门螺杆菌已经治好了，不用再去检查了。"

当我们吃完药，拿到了幽门螺杆菌阴性的检查结果，往往就放松了警惕，殊不知，在根除治疗后，幽门螺杆菌是可能"复发"的，当我们再次去做检查时，也许我们的检测结果就重新变成了阳性。

众所周知，如果小的时候得过水痘，我们的机体就会对水痘－带状疱疹病毒产生特异性的抗体，这种保护性抗体，使我们具有免疫力，能够在一生中阻止此类病毒对我们的机体产生二次损害，这种免疫形式称为"终身免疫"。如能在一段时间内保护机体免受二次同类病原侵害，我们称之为"暂时性免疫"，如乙型病毒性肝炎。但幽门螺杆菌则不然，其并非免疫性疾病，也就是说，我们的机体可再次被幽门螺杆菌感染，从而产生致病性。

要想知道为什么"复发"，我们还得先来了解一下"复发"的概念。复发，指的是潜伏在组织内的病原体再度繁殖至一定程度后，使原发病的症状再度出现。由此可知，"复发"从严格上来说，是我们体内原先的幽门螺杆菌没有被彻底根除掉，残留下来的病菌藏匿在我们体内，时机成熟后又再度复发。

那么，为什么会出现幽门螺杆菌的复发，原因都有哪些？

（1）根除治疗不彻底，隐藏在组织深处的或被药物暂时抑制活力的菌株在停药一段时间后重新繁殖。

（2）幽门螺杆菌可以寄居在口腔中，特别是牙垢斑处。通常的幽门螺杆菌根除治疗，对口腔中的幽门螺杆菌基本没有作用。在治疗结束后，口腔中的残留菌可以通过唾液直达胃内，造成复发。

所以，即便幽门螺杆菌被顺利根除，也不可放松警惕，仍需注意个人卫生，避免相互传播，要定期体检，避免幽门螺杆菌乘虚而入，"卷土重来"。

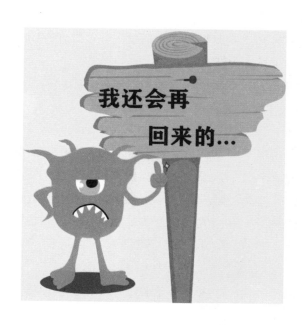

如何预防复发？

在上一节中，我们介绍了幽门螺杆菌会在根除后复发，那么问题来了，我们应该如何预防这种情况的发生呢？

目前我们能做到的主要有以下几点：

（1）初次治疗时，选用疗效较好的药物和方案，并按时、按量、按疗程服药，不得中途停药，避免耐药情况的发生，尽量在首次彻底根除。

（2）部分幽门螺杆菌可能一过性地存在于我们的口腔中，在根除治疗时及结束后，我们应该养成良好的口腔护理习惯，早晚刷牙，注意口腔清洁卫生。

（3）治疗结束后定期复查幽门螺杆菌，一旦复发，可以再次治疗。

导致再感染的因素有哪些？

幽门螺杆菌的"再感染"，与前文提到的"复发"有所区别。"复发"指原有的菌体没有被清除干净，在体内潜伏一段时间后，再次出现；而"再感染"则是指经过治疗后，体内原有的幽门螺杆菌被彻底根除，而后又感染了全新的菌株。

那么，导致再感染的因素都有哪些呢？

（1）个体易感性。个体易感性与年龄、体质等相关，例如儿童的免疫功能未成熟，机体的防御能力较弱，是幽门螺杆菌感染也是再感染的高危期。

（2）接触幽门螺杆菌。机体再次接触幽门螺杆菌后，便

预防篇

有可能重新被感染，需要特别注意的是家庭成员之间的相互感染。

（3）医源性感染。有1%～2%的再感染是医源性的感染，未彻底消毒的胃镜检查是主要原因。

既然知道了再感染的诱发因素，我们便应采取相应的措施，预防此类情况的发生。根本方法是改善整个社会的生活及卫生条件，但这是一个需要全体公民一起努力的漫长过程，而我们目前能做的，主要有以下几点：①加强锻炼，提高自身的抗病能力；②家庭成员之间的相互感染非常普遍，如果有条件，所有家庭成员应同时检查并治疗幽门螺杆菌；③养成良好的饮食卫生习惯，餐具清洗消毒，餐前洗手，碗筷分用，分餐等；④需做胃镜检查时，应到当地正规医院进行。

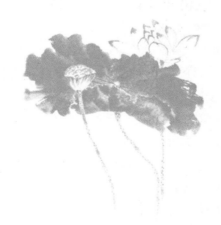

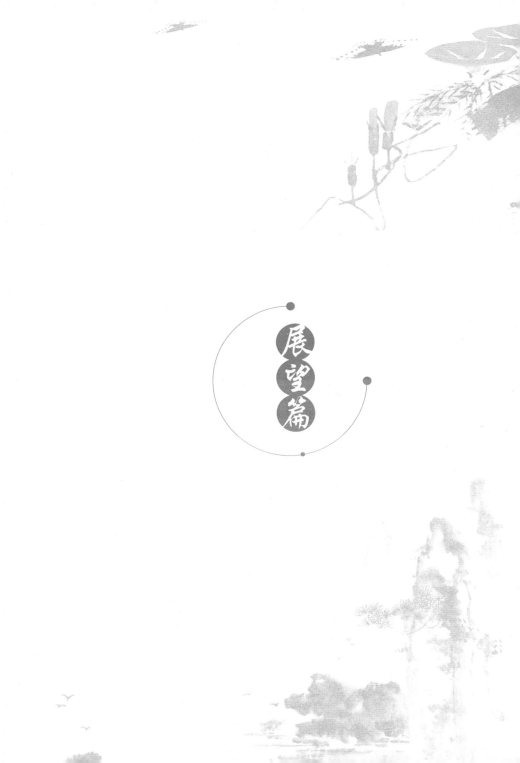

展望篇

从"经验"到"证据"

10 多年前，两位澳大利亚医师巴里·马歇尔（Barry Marshall）和罗宾·沃伦（Robin Warren）因证实幽门螺杆菌与消化性溃疡的关系等三项重大贡献而获得诺贝尔生理学或医学奖，这是对临床医生的极大鼓舞。他们辨认新奇事物意义和作用的能力，不畏艰辛把事情查个水落石出的精神，值得我们学习。如今幽门螺杆菌的发现获得诺贝尔生理学或医学奖 10 多年，Marshall 教授的《螺杆菌先驱者》中文版也已经出版，期望中国医生把握幽门螺杆菌未来的研究方向，"机遇属于有准备的人"。

幽门螺杆菌是不是 Warren 和 Marshall 首次发现的呢？答案是否定的。Marshall 教授主编的《螺杆菌先驱者》收集了不同国家幽门螺杆菌研究学者的论文。

早在 1892 年，意大利病理科医师朱利奥·比佐泽罗（Giulio Bizzozero）就在犬胃黏膜中发现了螺杆菌，并绘制了螺杆菌图。1893 年在犬中，1896 年在大鼠和猫中已有人报告在其胃中偶然见到螺形菌。1938 年医学家 Doenges 在一份尸解研究报告中提出胃中螺形菌的流行率达 43%，但是并未检查出这一细菌与不同的胃部疾病之间的关系。20 世纪 60 年代，进伊藤（Susumu Ito）和艾德里安·李（Adrian Lee）等均在他们的实验室发现螺杆菌。1975 年 Steer 和 Colin-Jones 报告了在胃溃疡病人中胃黏液层下的胃黏膜上发现了细菌，提示细菌可能降低胃黏膜的抵抗力，因此易感于溃疡，但是他们并没有分离成功。1978 年，上海仁济医院施尧医师在进行研究生课题"慢性胃炎的胃黏膜扫描电镜研究"时，也在胃黏膜上发现这种弯曲的细菌，但认为是"过路"菌，未引起重视。因此，1982 年 Warren 和 Marshall 并不是首次发现幽门螺杆菌，但他们却是首次从人胃黏膜中培养和分离出幽门螺杆菌，并证明幽门螺杆菌可引起活动性胃炎，将幽门螺杆菌感染与胃炎和消化性溃疡联系起来。

令人不可思议的是，在幽门螺杆菌发现之前，许多医生已经开始使用抗生素治疗胃炎了。中国医生早在 1972 年就开始使用呋喃唑酮治疗消化性溃疡，并逐渐在全国范围内广泛应用。希腊医生约翰·莱考蒂斯（John Lykoudis）在第二次世界大战后就提出对胃炎和消化性溃疡有效的抗生素治疗方案，但在获得希腊医疗机构、监管局和制药企业认可时遇到障碍，还遭受雅典医学协会的处分和 4000 希腊元罚款，抱憾而终。《螺杆菌先驱者》一书指出，Lykoudis 失败的原因是他的理论与医学教条相违背。

通过这些故事，我们产生了这样的思考：如果医生们不以古板的概念为圣旨，那些用抗生素治疗溃疡病的医生掌握一些诸如细菌培养、生化、免疫等研究技术，去深究其机理；如果发现了弯曲菌的医生不把它当成污染，而是持续研究；如果医生在从事临床工作的同时做些基础研究……也许他们都能够取得更大的成就。我们也看到，仅仅依靠经验医学已经远远不能满足先进的医学发展要求，医学界和社会人群都需要更多有高质量证据的医疗。

对于证明疗效，专家们经常问的一个问题是，治疗有没有循证医学证据？大家都听过循证医学，但对什么是"循证医学证据"却又不甚了解。这个词的意思是，医生采取的治疗方法和临床决策是不是有效，是不是安全，是如何评价的。

循证医学（Evidence-based medicine，EBM）又称实证

医学，循证就是遵循证据的意思，这个概念来自对英文 Evidence-based 的翻译，核心思想是医疗决策应在现有最好的临床研究依据基础上，同时也重视结合个人的临床经验。循证医学是相对经验医学来说的，因为经验医学长期统治临床医学，主要重视理论和经验，即根据非实验性的临床经验、临床资料和对疾病基础知识的理解来诊治病人，而忽视临床研究证据。循证医学认为，只有临床研究证据才是最可靠的，理论和经验都是不准确的。科学研究结论超过理论和经验是循证医学的本质。

循证医学并非取代临床技能、临床经验、临床资料和医学专业知识，它只是强调任何医疗决策应建立在最佳科学研究证据基础上。循证医学中反复出现的一个名词就是证据，循证医学证据主要是说临床研究证据。那么到底哪些是临床研究证据？以下为一个临床研究证据的分级。

一级：特定病种特、定疗法所有质量可靠的随机对照试验的系统评价或 Meta 分析。

二级：单个样本量足够的随机对照试验。

三级：有对照组但未用随机分组的研究。

四级：无对照的系列病例观察。

五级：专家意见。

其实，作为人文的医学，并非一定都要以绝对的循证为依据，况且所谓的循证，依据的是统计学原理，以统计学获得的显著性差异作为依据，本身就存在着决策上的模糊性。一个药物治疗某一个疾病和症状，例如他汀类药物降低血脂，确实在统计学上得到证明，但是并不是对每个人都有作用，对于预防心脏病，降低血脂也并非对所有人有价值，价值背后的风险，并不是循证医学可以克服。循证医学的重要思想是重视证据，不重视理论或机制，就是无论你的理论和机制如何，只相信是否有效果的临床研究证据。这说明临床医学对生命科学的失望态度，无论生命科学的进展多快，对于生命的理解多么深刻，临床的逻辑就是要靠疗效说话，疗效要靠随机双盲对照（RCT）研究的证据来说明，没有 RCT，也要依靠不太可靠的临床研究或者专家意见，其他的都不认可。

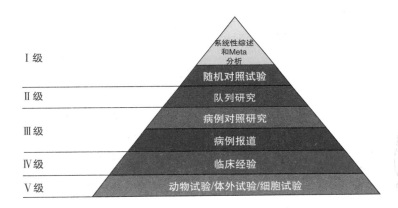

如今距离 Warren 和 Marshall 首次发表幽门螺杆菌的论著已 30 余年，幽门螺杆菌被 WHO 列为胃癌 1 类致癌因子也已经 20 多年，我们对幽门螺杆菌感染的诊治和与相关疾病的关系有了较深入的了解，也有方便可靠的诊断方法和有循证医学证据的根除手段。通过规范治疗，很多幽门螺杆菌感染引起的疾病可以治愈。我们也有了很多幽门螺杆菌的专家共识和指南，如 2015 年《幽门螺杆菌胃炎京都全球共识》，2016年《多伦多成人幽门螺杆菌感染治疗共识》和《幽门螺杆菌感染处理的 Maastricht-5 共识》，2017 年美国《ACG 临床指南：幽门螺杆菌感染的治疗》和我国《第五次全国幽门螺杆菌感染处理共识报告》（简称第五次共识）。借鉴学习这些国际共识，和结合我国国情的第五次共识基础上，规范化治疗有了长足进步。然而，我国目前仍是幽门螺杆菌高感染率国家，全国人群感染率仍然在 56% 以上；我国仍然是胃癌高发国家，胃癌高发区辽宁、山东、甘肃、江苏、福建等地有数亿人群，幽门螺杆菌感染仍然造成巨大经济和医疗负担。

2014 年，同为胃癌疾病高发国家的日本，启动了全人群根除幽门螺杆菌计划，以降低胃癌发病率，引起全世界广泛关注。2015 年，第三军医大学邹全明教授研发的幽门螺杆菌口服重组疫苗，在江苏省连云港市赣榆区完成了临床三期 RCT 试验，发现疫苗有效性高达 70%，持续保护作用可达 3 年，相关研究结果发表于 2015 年 7 月《柳叶刀》（Lancet）杂志。这都是幽门螺杆菌研究领域具有划时代意义的大事。

以上应用了循证医学证据的巨大改变充分说明，在 Marshall 教授获诺贝尔奖 10 多年后的今天，这种古老而年轻的细菌仍有许多未知有待探索，例如幽门螺杆菌疫苗（预防性和治疗性）的开发、不同人群治疗方案、高耐药地区治疗新路径等。临床医生如能在掌握临床医学知识之外，掌握循证医学知识，具有公共卫生和经济学视野，通过已有幽门螺杆菌感染诊治手段，规划并实施基于高危地区和人群的根除策略、提高社会对幽门螺杆菌感染的认知程度以及提高治疗药物可及性等一系列高证据质量的循证医学探索，都能使幽门螺杆菌防治有所突破。

一位优秀的临床医生应该具备丰富的临床经验，又能依据现有的最好科学依据来指导实践，两者缺一不可。相信经过各个专业研究者的不懈努力，人类在与幽门螺杆菌的战斗中，能够取得最终的胜利。

从"个案"到"大数据"

对于幽门螺杆菌的研究，已经越来越依赖大数据库。在过去的十年里，幽门螺杆菌研究的个体数量呈指数式增长，从数千到数千万，而且这个趋势仍在继续。我国是幽门螺杆菌感染大国，相关疾病种类复杂，感染人数众多，其研究和治疗一直是关注的热点。规范化、完整的前瞻性大宗临床数据，是保证研究质量的基础，但是目前应用的数据库中没有可以适用于幽门螺杆菌的类型。医学大数据时代的来临，也使得传统的数据库难以满足需求。因此利用包含大量幽门螺杆菌感染疾病病源信息的大数据库意义重大。

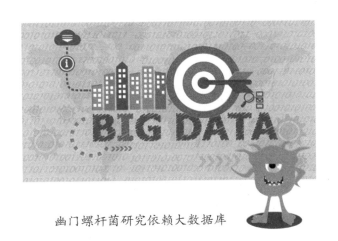

幽门螺杆菌研究依赖大数据库

幽门螺杆菌感染相关疾病通常涉及全身多个系统，而感染者常常同时患有多种疾病，这使得诊疗变得更为复杂。我们已经不满足于"单打独斗"治疗个别患者，更希望有效地预防和控制幽门螺杆菌感染，而这需要包括消化科在内的众多学科的合作。在人工智能时代，我们可以联合全球学者的力量，基于海量数据信息，形成全球多地区广泛推行的数据库，实现不同科室信息资源的共享，全面整合患者的诊断和治疗信息，深层次进行数据挖掘、分析和利用。这对于实现大规模幽门螺杆菌流行病学调查、探讨临床诊治规范意义重大。幽门螺杆菌感染相关疾病数据库平台的建立，也为医疗模式的转变提供了一个可操作的途径，逐步建立预防、就医、治疗、随访、科研、服务六位一体的医疗模式，转变现有医生的医疗行为，改善医患关系，可以更好地服务于患者。

从"人工时代"到"数字信息时代"

随着海量数据获取、存储、处理方法与技术的飞速发展，"大数据"时代已经来临。各类医学信息系统在医疗卫生机构得到广泛应用，各种医疗检查设备和监测仪器逐步实现了数字化，医学行为产生的网络数据由纯文本演变为图片、音频、视频等多种格式，造成数据量大增，并构成了大数据。传统的样本数据储存和管理模式已经不能够满足大数据时代的要求，"人工时代"已经一去不复返。

在流行病学研究中，大数据工具对于捕获比较组之间的细微差别至关重要。如幽门螺杆菌感染在地区间存在差异，在一些地区高达80%的人口感染，而在某些地区则为60%的人口感染。这个相对较小的差异在幽门螺杆菌感染的流行中，显著影响着不同地区患者患胃癌的概率，因此具有重要的临床意义。为了可靠地、迅速地捕获在不同地区的人群中幽门螺杆菌感染率的差异，需要大数据工具帮助我们分析。此外有些肠道疾病和消化系统疾病相当罕见，流行率很少超过

1%。对于这些罕见的消化病，医院消化科积累很多具有同样病症的患者将会非常耗时和昂贵，现有医院几乎没有这样的数据库。因此需要将全国不同地区此类疾病患者的信息整合起来，构成数据库，迅速积累大量病例，利用大数据工具进行分析。

从"普遍撒网"到"精准打击"

基于人体基因的大数据分析，可以实现精准医疗。2015年时任美国总统奥巴马提出了精准医学计划（Precision Medicine Initiative，PMI），本质上是以个体医疗为基础，整合基因组、蛋白质组学技术、二代测序技术、计算机生物学、医学信息学等大数据资源，探索基因组成和表达变化的差异，精确寻找疾病原因及治疗靶点，实现个性化精确治疗。国外已有基因检测服务，人们可以获得专业解读的个人基因组学信息，监控个人健康状况，更好地规划自己的生活。

目前，精准医疗主要集中在肿瘤领域，从外科手术切除到影像引导下的微创治疗，从全身放化疗到生物治疗、免疫治疗、靶向药物治疗，再到提前预知患癌风险，在癌症早期就发现并将其扼杀在摇篮里，肿瘤的治疗正在一步步向精准化、个体化的方向发展。随着各界对精准医疗的不断研究，其思想将逐步渗透到外科、影像学、心血管、消化等诸多临床领域，其服务体系将在政府、医院管理、医学教育、医学研究、医疗保险和商业保险等不同层面上得以完善。我国人口众多、疾病谱复杂，临床生物标本较丰富，建立医学大数据系统，探求适合我国国情的精准医学及医疗制度体系是一件功载千秋的事业。基因组、转录组、蛋白质组等医学数据库的不断积累，为利用多重组学数据评估健康人群的患病风险提供了重要的理论依据，有望使《黄帝内经》提出的"上工治未病"成为现实。

从"着眼菌株"到"放眼菌群"
——幽门螺杆菌与微生态

幽门螺杆菌感染是一种传染病，可导致胃黏膜炎症，在此基础上，部分患者可发生消化性溃疡、胃癌、MALT 淋巴瘤等严重疾病，已成为影响我国人民健康的公共卫生问题。常规的幽门螺杆菌根除方案需要长时间、大剂量的口服广谱抗生素，抗生素在杀灭幽门螺杆菌的同时，也杀灭了胃内其他细菌，扰乱了肠道菌群与宿主的正常共生状态，在一定程度上破坏了胃内微环境，导致肠道菌群组成的显著改变，产生腹泻、恶心、呕吐、腹胀、腹痛等根除治疗相关不良反应。另外，长期应用抗菌药物导致敏感菌数量减少，耐药菌数量增加并成为优势菌群，破坏了正常共生菌群的定植能力，降低了机体的抵抗力，使外源性致病菌更易侵入体内，即使在停药后相当长的时间里，肠道菌群也难以恢复到正常状态。

此外，研究表明，无菌动物或免疫缺陷动物最易被幽门螺杆菌感染，其次是 SPF 级动物（无特定病原体动物）或裸鼠，而普通动物体内幽门螺杆菌则很难长期定植，提示幽门螺杆菌感染可能与宿主胃内微生态环境有关。在根除治疗结束到胃内菌群重建之前的这段时期是幽门螺杆菌的"易感期"，在此期间重复感染幽门螺杆菌，则幽门螺杆菌重新定植的可能性非常大，使得复发成为可能。因此，在标准根除治疗后，服用益生菌制剂或者酸奶可以帮助重建胃内微生态环境，发挥拮抗幽门螺杆菌等致病菌的作用，降低复发率。

总之，肠道微生态是人体重要的生物屏障，具有拮抗幽门螺杆菌等致病菌的作用。大量抗生素的使用是导致肠道菌群失调的最重要原因，在幽门螺杆菌的治疗中，应严格规范抗生素的剂量及疗程，避免抗生素滥用。标准根除治疗后，增加益生菌的摄入，重建胃内微生态环境，对预防幽门螺杆菌的复发具有一定作用。

从"杀灭种子"到"改良土壤"
——对待幽门螺杆菌观念的转变

最新的《幽门螺杆菌胃炎京都全球共识报告》认为，幽门螺杆菌感染者应给予根除治疗，除非有抗衡方面的考虑。但是临床中根除幽门螺杆菌的效果却不尽理想，治疗方案由最初的单药发展到二联、三联，甚至四联治疗，幽门螺杆菌的根除率却在不断下降。细菌耐药性、药物的不良反应、儿童/孕妇/老年人等特殊人群用药限制、幽门螺杆菌的反复感染、我国庞大的人口基数和感染率导致幽门螺杆菌的治疗面临重重挑战。一味将幽门螺杆菌"赶尽杀绝"既不符合临床实际，也可能给人类带来惨重的代价。在幽门螺杆菌的治疗中，我们应该转变观念，从"杀灭种子"到"改良土壤"，从治大于防到防治并重。

幽门螺杆菌是一种传染性疾病，可以在人—人之间传播，口—口和粪—口是其主要传播途径，以口—口传播为主。人类长期与传染病的抗争经验告诉我们，作为对抗传染性疾病的重要一环，预防的重要性不可替代。加强餐饮卫生，实行分餐制度，不饮生水，都对预防幽门螺杆菌感染有着不可替代的作用。另外，目前较一致的观点认为幽门螺杆菌感染与脾胃湿热关系最为密切，清热化湿中药对幽门螺杆菌有抑杀作用，且不会产生细菌耐药性。有研究表明，幽门螺杆菌感染可能促进脾胃湿热的形成，脾胃湿热者容易感染幽门螺杆菌，提示胃内"湿热环境"可能有利于幽门螺杆菌的入侵致病。因此，清热化湿，调理体质，可以预防幽门螺杆菌的感染，减少复发率。此外，调节肠道微生态，也可以拮抗幽门螺杆菌等致病菌的定值，起到预防及治疗作用。

从重视根除到防治并重

幽门螺杆菌自发现至今已有 30 余年，随着研究的深入，人们对其的认识与态度也在不断变化。最初在强调治疗的思路下，对所有感染幽门螺杆菌的患者"一视同仁"，为了保证治疗方案对幽门螺杆菌的根除效果，即根除率，治疗方案也

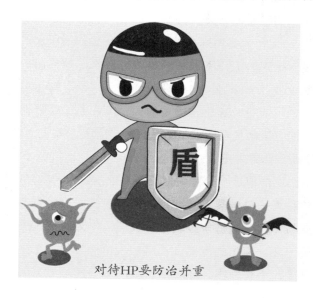

对待HP要防治并重

不断调整：增大药物剂量、延长疗程，但是如此一来，细菌耐药、抗生素导致的不良反应等一系列问题就凸显出来。

目前幽门螺杆菌根除治疗主要面临以下问题：①我国幽门螺杆菌对克拉霉素、甲硝唑和左氧氟沙星（氟喹诺酮类）的耐药率呈上升趋势，这导致治疗幽门螺杆菌可选择的抗生素范围越来越局限。②药物的不良反应。如使用抗生素的过敏反应、肝肾毒性、神经毒性等，质子泵抑制剂长期应用也会导致离子吸收障碍、胃黏膜屏障功能减退、腹泻等。③老年人和儿童等特殊人群治疗幽门螺杆菌会受多方面因素限制，一般不推荐治疗，对需要治疗者也应进行获益—风险综合评估，个体化处理。④幽门螺杆菌首次治疗失败后再次治疗难度增加。

鉴于以上几个主要原因，人们逐渐意识到，对于幽门螺杆菌，单单强调根除治疗并非上策，反而可能两败俱伤。而预防则强调在疾病发生之前采取措施，控制疾病于源头，减少疾病的发生，同时也避免了治疗中可能遇到的重重困难。若能治疗与预防双管齐下，综合预防和治疗的不同侧重点，集合二者优势，即可更有效控制幽门螺杆菌。因此，对于幽门螺杆菌，防治并重当为更优策略。

从"药物"到"疫苗"

早在两千多年前，古人便提出"上医治未病，中医治欲病，下医治已病"的理论思想，即医术最为精湛的医生并不是擅于治疗疾病的人，而是能够预防疾病发生的人。

自 20 世纪 80 年代幽门螺杆菌发现至今，人类便一直与其进行着"斗争"，抗生素作为主要治疗手段被广泛应用，而幽门螺杆菌亦在与抗生素的持续对抗中不断蜕变，从单一耐药再到多重耐药的顽固性菌株。为此，传统治疗手段由"标准三联"强化为"铋剂四联"，然而，药物种类的增加，用药时间的延长，也为人体带来了很大的负担，不能作为长久之计。因此，西医学的研究重心也从治疗性的"药物"逐步向预防性的"疫苗"倾斜。

幽门螺杆菌在长期的进化过程中，形成了自己独特的生理习性和防御机制，可以有效抵抗由自身所诱发的免疫反应，一方面让自己免受被清除的危险，另一方面，也会导致更重的胃黏膜损伤。幽门螺杆菌疫苗研制的关键在于选择最具保护力且对我们人体无害的抗原，并以合适的方法将这些抗原成分有效地传递给人体的免疫系统，在胃黏膜上诱发保护性免疫反应，不但能够有效对抗幽门螺杆菌，且对人体不产生损伤。

目前，幽门螺杆菌疫苗都处于早期研究阶段，少有临床试验证实其有效性，然而，已有研究者在口服重组 Ure B 融合耐热肠毒素 B 亚单位疫苗上取得了世界领先水平，他们在 1 期和 2 期试验中评估了疫苗的安全性、免疫原性和最适剂量，在 3 期临床试验中再次证实了 6 ～ 15 岁儿童口服该疫苗的有效性、安全性和良好的免疫应答，可以切实减少儿童的幽门螺杆菌感染率，但随着年龄的增长，儿童感染幽门螺杆菌概率增高，该疫苗长期有效性降低。

疫苗是预防和控制感染性疾病最经济有效的方法。上述问题如能得到解决，将会极大地促进幽门螺杆菌疫苗的发展，使疫苗免疫预防逐渐替代药物的联合治疗，成为在临床上应对幽门螺杆菌的主要方式，将是防治幽门螺杆菌发展史上的一大革命。

从"抗生素治疗"到"非抗生素应用"

从三联疗法到四联疗法，疗程从 7 天到 10 天，再到 14 天，针对小小的幽门螺杆菌的这场"战争"愈演愈烈，所用的"武器"不断升级，疗程也越来越长，然而依赖抗生素治疗幽门螺杆菌所带来的各种问题和弊病也日益突出，1985 年以来全球制药工业对开发新的抗生素热情逐年下降，耐药问题、不良反应问题以及不断上涨的治疗费用，注定了仅仅依靠抗生素来对抗幽门螺杆菌（或者任何一种致病菌）都将是一条"不归路"，除了规范抗生素的合理使用，越来越多的专家学者将目光投向了抗生素以外，如何将人类与细菌的斗争从"抗生素—耐药—新抗生素"这个死循环中解放出来，是新时代的大课题。

对非抗生素类药物的研究，目前主要集中在益生菌、胃黏膜保护剂、中草药和抗菌肽等药物上。

（1）益生菌：不仅在与抗生素配合时能够提高根除效果，而且能够减轻抗生素及抗酸治疗的不良反应，利于肠道菌群平衡，减轻炎症反应。

（2）胃黏膜保护剂：如四联疗法中常用的铋剂，是最早被应用于幽门螺杆菌根除的药物之一，可抑制细菌的黏附定植。此外，新型药物如瑞巴派特（Rebamipide），除了能抑制细菌黏附，还有胃黏膜保护和抑制炎症损伤作用。依卡倍特钠（Ecabet sodium）是一种萜类化合物，能增强胃黏膜防御因子、抑制胃蛋白酶，还可抑制尿素酶活性，达到抗幽门螺杆菌的作用。聚普瑞锌（Polaprezinc）是 L–肌肽和锌的螯合物，可通过刺激黏液分泌、抗氧化、稳定细胞膜、诱导热休克蛋白及血红素加氧酶的产生，保护胃黏膜并促进胃溃疡的愈合。

（3）中草药：很多中药单药、复方以及成药都被发现具有抗幽门螺杆菌的作用，在联合抗生素时具有协同作用，并能缓解幽门螺杆菌感染所导致的症状，减轻抗生素治疗的不良反应。

（4）抗菌肽：是哺乳动物宿主防御系统的重要组成部分，感染可诱导体内产生一些肽类和蛋白质，发挥抑制和杀灭幽门螺杆菌的作用，目前主要仍处在体外及动物研究阶段。

虽然目前仍没有哪种非抗生素药物能够单独起到根除幽门螺杆菌的效果，告别抗生素仍然有很长的路要走，但我们相信包括中医药在内的非抗生素药物在治疗幽门螺杆菌感染的路途上必然将发挥越来越重要的作用。

从"千人一方"到"一人一方"——幽门螺杆菌的"病—证—体—方"个性化治疗

自幽门螺杆菌被发现起，便开始了以抗生素为核心的药物治疗。由于在体内对幽门螺杆菌有杀菌作用的抗生素种类有限，且过去幽门螺杆菌对抗生素的耐药并不显著，因而采用通用的治疗方案即能够保证疗效，在很长一段时期内满足了临床杀菌治疗的需求。然而随着幽门螺杆菌越来越"聪明"，对临床应用的抗生素产生了耐药性，能够"见招拆招"，以往千人一方的治疗手段已然捉襟见肘。

同时，尽管病原体均为幽门螺杆菌，但临床中存在菌株毒力有别、感染者免疫状态有高低、胃肠功能有强弱、胃肠微生态有差异、临床症状有区别、药物耐受性有优劣等一系列多样性和复杂性问题，"棍扫一大片"的通用方案难以在治疗中面面俱到。在幽门螺杆菌感染相关疾病的治疗中，不仅要着眼于杀菌，还需要充分结合感染者本身的状态、幽门螺杆菌感染后对机体内环境的影响等因素进行综合的、个性化的治疗。

　　我们认为，幽门螺杆菌感染可引起不同疾病，产生以湿热为主的中医证候，而在不同体质人群中结局转归有所差异，最终体现在治疗处方用药有别，因而以"病—证—体—方"贯穿治疗思想是对整体论治、个体化治疗的充分展现。病之不同，一方面体现在幽门螺杆菌感染相关疾病治疗策略不同，另一方面体现在患者基础疾病的不同导致治疗利弊的权衡；证之不同，体现在患者感染幽门螺杆菌证候的侧重有别，或以湿热为重，或以脾胃虚弱为著，或寒热虚实夹杂；体之不同，一方面患者体质各不相同，幽门螺杆菌感染后或从热化、或从寒化，另一方面基本状态的不同导致对根除治疗耐受性的不同——是否杀菌需要考虑；方之不同，西药处方用药体现在根据幽门螺杆菌耐药性合理选择抗生素，中药则辨证论治结合现代药理研究综合运用。

　　"病—证—体—方"的每一个环节均不是独立的，而是结合古今认识，融汇中西思想，古方新法合璧，尝试全面审视幽门螺杆菌感染，达到综合调治的目的。

展望篇

参考文献

［1］Hunt RH，Xiao SD，Megraud F，等．世界胃肠病学组织全球指南——发展中国家幽门螺杆菌感染［J］．胃肠病学，2011，16（7）：423-428.

［2］张万岱，胡伏莲，萧树东，等．中国自然人群幽门螺杆菌感染的流行病学调查［J］．现代消化及介入诊疗，2010，15（05）：265-270.

［3］Xie C，Lu N H. Clinical management of Helicobacter pylori infection in China［J］．Helicobacter，2015，20（1）：1-10.

［4］Hu Y，Zhu Y，Lu N. Primary antibiotic resistance of Helicobacter pylori in China［J］．Digestive diseases and sciences，2017，62（5）：1146-1154.

［5］陈万青，郑荣寿，张思维，等.2012 年中国恶性肿瘤发病和死亡分析［J］．中国肿瘤，2016，25（1）：1-8.

［6］Fitzmaurice C，Dicker D，Pain A，et al. The global burden of cancer 2013［J］．JAMA oncology，2015，1（4）：505-527.

［7］Doorakkers E，Lagergren J，Engstrand L，et al. Eradication of Helicobacter pylori and gastric cancer：a systematic review and meta-analysis of cohort studies［J］．JNCI：Journal of the National Cancer Institute，2016，108（9）．

［8］Malfertheiner P，Megraud F，O'morain C A，et al. Management of Helicobacter pylori infection—the Maastricht V/Florence consensus report［J］．Gut，2017，66（1）:6-30.

［9］郑延松，陈志来，赛晓勇，等.体检人群胃幽门螺杆菌感

解读胃癌元凶——幽门螺杆菌

话健康

染的横断面分析［J］.中华临床医师杂志，2013，7（22）：10044-10047.

［10］陈发明，孙海花，邓玲玲，等.口腔中幽门螺杆菌研究进展［J］.国外医学.口腔医学分册，2001，28（2）：110-113.

［11］李增烈，廖宁逊，张大真，等.国人幽门螺杆菌易感因素的研究——着重于社会经济状况因素方面［J］.中华消化杂志，1999，19（S1）：67-68.

［12］夏爱玲，沈伟，夏雨，等.幽门螺杆菌感染与口臭关系的调研［J］.临床消化病杂志，2010，22（03）：159-161.

［13］闫伟，曹建彪，高革，等.胃幽门螺杆菌感染与口腔异味感关系的相关性研究［J］.胃肠病学和肝病学杂志，2010，19（4）：348-350.

［14］张全锋，余细球，刘锦涛.胃幽门螺杆菌与口腔幽门螺杆菌检测方法的研究进展［J］.国际消化病杂志，2016，36（2）：111-114.

［15］Krajden S，Fuksa M，Anderson J，et al. Examination of human stomach biopsies，saliva，and dental plaque for Campylobacter pylori［J］.J Clin Microbiol，1989，27（6）：1397-1398.

［16］Yang K，Li Y，Zhou X. Overview of researches for Helicobacter pylori in oral cavity and stomach［J］.Hua Xi Kou Qiang Yi Xue Za Zhi，2014，32（3）：314-318.

［17］Pataro A L，Cortelli S C，Abreu M H，et al. Frequency of periodontal pathogens and Helicobacter pylori in the mouths and stomachs of obese individuals submitted to bariatric surgery：a cross-sectional study［J］.J Appl Oral Sci，2016，24（3）：229-238.

［18］Assumpcao MB，Martins LC，Melo BH，et al. Helicobacter

pylori in dental plaque and stomach of patients from Northern Brazil［J］. World J Gastroenterol，2010，16（24）：3033-3039.

［19］Momtaz H，Souod N，Dabiri H. Comparison of the virulence factors of Helicobacter pylori isolated in stomach and saliva in Iran［J］. Am J Med Sci，2010，340（5）：345-349.

［20］Zaric S，Bojic B，Popovic B，et al. Eradication of gastric Helicobacter pylori ameliorates halitosis and tongue coating ［J］. J Contemp Dent Pract，2015，16（3）：205-209.

［21］朱小兵，产松苗，杨永勤，等. 幽门螺杆菌感染对胃食管反流影响的临床研究［J］. 中外医学研究,2016,14（18）：26-28.

［22］王吉耀，涂传涛. 从循证医学的观点看幽门螺杆菌与胃食管反流病的关系［J］. 中华医学杂志，2006，86（38）：2667-2669.

［23］杨自莉. 根除幽门螺杆菌与胃食管反流病的关系研究［J］. 世界最新医学信息文摘，2015，15（34）：14-15.

［24］刘燕，于晓峰，宓林. 幽门螺杆菌在胃食管反流病中的作用［J］. 胃肠病学和肝病学杂志，2015，24（07）：807-809.

［25］周建嫦. 幽门螺杆菌感染与 Barrett's 食管［J］. 胃肠病学和肝病学杂志，2006，15（1）：76-79.

［26］文载律，罗伟，李文才，等. 食管腺癌77例临床病理分析［J］. 诊断病理学杂志，2002，9（03）：51-52.

［27］李婧文，房殿春. 食管腺癌相关危险因素的研究进展［J］. 现代消化及介入诊疗，2014，19（2）：94-96.

［28］郑毅，王胜兰，杨长青. 幽门螺杆菌感染与食管鳞癌关系的研究［J］. 国际消化病杂志，2008，28（5）：433-434.

解读胃癌元凶——幽门螺杆菌

探幽论菌

话健康

［29］孙永刚，王瑞玲，唐子美，等.幽门螺杆菌感染与食管癌的相关性研究［J］.临床军医杂志，2015，43（2）：129-131.

［30］陈永庆，王睿，仇彩霞.食管癌与胃幽门螺杆菌感染的关系［J］.中华医院感染学杂志，2009，19（9）：1130.

［31］姜红梅，刘建光，杨靖.幽门螺杆菌感染与食管鳞癌发生的相关性分析［J］.中国临床研究，2017，30（4）：504-506.

［32］李建生.嗜酸性食管炎的诊断和治疗：2013ACG临床指南介绍［J］.胃肠病学和肝病学杂志，2014，23（7）：721-722.

［33］范颖楠，马洪升.嗜酸细胞性食管炎研究进展［J］.国际消化病杂志，2011，31（2）：89-91.

［34］Elitsur Y，Alrazzak B A，Preston D，et al. Does Helicobacter pylori protect against eosinophilic esophagitis in children?［J］.Helicobacter，2014，19（5）：367-371.

［35］von Arnim U，Wex T，Link A，et al. Helicobacter pylori infection is associated with a reduced risk of developing eosinophilic oesophagitis［J］. Alimentary Pharmacology & Therapeutics，2016，43（7）：825-830.

［36］Furuta K，Adachi K，Aimi M，et al. Case-control study of association of eosinophilic gastrointestinal disorders with Helicobacter pylori infection in Japan［J］. J Clin Biochem Nutr，2013，53（1）：60-62.

［37］刘文忠."幽门螺杆菌胃炎京都全球共识"解读［J］.胃肠病学，2015，20（8）：449-456.

［38］王莹.功能性消化不良与幽门螺杆菌感染的相关性研究［J］.中华医院感染学杂志，2011，21（13）：2748-2749.

［39］房殿春.胃癌前病变的概念、类型、病理特征和临床意义

［J］.医学与哲学（B），2015，36（11）：10-12.

［40］陈智颖，徐鸽鸽，张恩民.慢性多灶萎缩性胃炎患者胃酸分泌与幽门螺杆菌感染及血清胃泌素的关系［J］.临床内科杂志，2008，25（8）：523-525.

［41］胡伏莲.幽门螺杆菌感染诊疗指南［M］.北京：人民卫生出版社，2013.

［42］陈卓琳.胃息肉与幽门螺杆菌感染关系分析［J］.实用医学杂志，2007，23（21）：3367-3368.

［43］刘萱，白成，张晓丽，等.胃息肉与幽门螺杆菌感染的关系［J］.中华医院感染学杂志，2009，19（19）：2564-2566.

［44］Joh T，Kataoka H，Tanida S，et al. Helicobacter pylori-stimulated interleukin-8（IL-8）promotes cell proliferation through transactivation of epidermal growth factor receptor（EGFR）by disintegrin and metalloproteinase（ADAM）activation［J］. Dig Dis Sci，2005，50（11）：2081-2089.

［45］徐三平，侯晓华.幽门螺杆菌感染与胃黏膜相关淋巴组织淋巴瘤［J］.内科急危重症杂志，2012，18（5）：263-266.

［46］陈金良，姜葵，王邦茂.胃黏膜相关淋巴组织淋巴瘤临床研究及随访［J］.胃肠病学和肝病学杂志，2008，17（7）：558-560.

［47］王伦，潘凯枫.清除幽门螺杆菌可使胃癌癌前病变及胃癌的发病风险降低40%［J］.北京大学学报（医学版），2006（5）：505.

［48］廖专，孙涛，吴浩，等.中国早期胃癌筛查及内镜诊治共识意见（2014年4月·长沙）［J］.胃肠病学，2014，19（7）：408-427.

［49］Manne U，Srivastava R G，Srivastava S. Recent advances

in biomarkers for cancer diagnosis and treatment［J］. Drug Discov Today，2005，10（14）：965-976.

［50］李策，聂彩辉，张力君，等.肿瘤标志物的应用及其筛选技术研究进展［J］.药学进展，2014，38（1）：1-13.

［51］董玲，李明利.幽门螺杆菌感染与糖类抗原724的相关性分析［J］.国际检验医学杂志，2015，36（8）：1084-1085.

［52］庞智，李美芬，皇甫照，等.中国汉族炎症性肠病幽门螺杆菌感染状况分析［J］.世界华人消化杂志，2009，17（35）：3661-3665.

［53］刘晨晨，金静怡，徐兆军，等.幽门螺杆菌与炎症性肠病的关系［J］.胃肠病学和肝病学杂志，2016，25（3）：333-336.

［54］王韶英，惠萍萍，叶荣菊，等.幽门螺杆菌感染与结肠息肉关系的研究［J］.同济大学学报（医学版），2009，30（3）：55-58.

［55］阮玉凤，万霜，孙璟，等.幽门螺杆菌感染与结直肠息肉发生的关系［J］.国际消化病杂志，2014，34（5）：344-347.

［56］胡水清，张玫.大肠癌筛查研究进展［J］.中国肿瘤，2012，21（5）：363-367.

［57］何敏，陈文科，邹兵，等.幽门螺杆菌感染与大肠癌的关系［J］.世界华人消化杂志，2012，20（28）：2742-2745.

［58］李秀青，吴友山，潘丽娟，等.幽门螺杆菌感染与肠易激综合征关系研究［J］.胃肠病学和肝病学杂志，2012，21（8）：706-707.

［59］韩虹.肠易激综合征与幽门螺杆菌感染的关系［J］.实用医学杂志，2010，26（6）：990-991.

［60］刘军，罗泽宇，魏子玄，等．幽门螺杆菌感染与支气管哮喘关系的 meta 分析［J］．解放军医药杂志，2014，26（10）：70-73．

［61］莫丽亚，付婷，王翎．幽门螺杆菌感染与支气管哮喘发生相关性的荟萃分析［J］．中国临床医生杂志，2016，44（5）：32-35．

［62］Nikakhlagh S，Samarbafzadeh A R，Jahani M，et al．Determining the Role of Helicobacter pylori in Chronic Sinus Infections Using the Polymerase Chain Reaction［J］．Jundishapur Journal of Microbiology，2015，8（3）：e83-e85．

［63］张广亮，黄春平，刘静虹，等．幽门螺杆菌感染与慢性鼻炎鼻窦炎关系的临床研究［J］．医药前沿，2014，2（27）：222-223．

［64］任正洪．2005～2011 年我国肺结核发病的时间流行病学特征及趋势［J］．中国卫生统计，2013，30（02）：158-161．

［65］潘晶晶，史祖民，许卫国，等．江苏省结核病人幽门螺杆菌感染情况调查［J］．中国公共卫生，2010，26（8）：950．

［66］潘晶晶，史祖民，虞浩．江苏省部分地区结核病人和一般人群幽门螺杆菌感染情况［J］．江苏预防医学，2015，26（6）：79-80．

［67］乐文随，袁玉芳，王玉兰，等．根治幽门螺杆菌对肺结核患者预后的影响［J］．世界临床医学，2016，10（7）：28．

［68］刘学功，赖人旭，李振东，等．幽门螺杆菌感染对患者血脂的影响［J］．中华医院感染学杂志，2014，24（20）：5084-5085．

［69］黄冰生，程颖，解强，等.幽门螺杆菌感染对冠心病患者血脂和血浆高敏 C 反应蛋白的影响［J］.中国动脉硬化杂志，2008，16（5）：389-391.

［70］崔琼琪，谷鑫，王海东，等.2006—2010 年中国居民脑血管病死亡流行病学特征研究［J］.疾病监测，2013，28（12）：1007-1011.

［71］井源，赵卫东，陈启才.幽门螺杆菌与心脑血管疾病［J］.国际老年医学杂志，2010，31（06）：258-260.

［72］胡家，倪林，姚林华，等.根除幽门螺杆菌对糖尿病血糖变异性的影响［J］.中国现代医生，2015，53（28）：8-10.

［73］黄鲁.幽门螺杆菌感染与糖脂代谢的相关性研究［D］.广州：南方医科大学，2015.

［74］Moran-Lev H，Lubetzky R，Mandel D，et al. Inverse Correlation between Helicobacter pylori Colonization and Pediatric Overweight：A Preliminary Study［J］. Child Obes，2017，13（4）：1-5.

［75］Xu M Y，Liu L，Yuan B S，et al. Association of obesity with Helicobacter pylori infection：A retrospective study［J］. World J Gastroenterol，2017，23（15）：2750-2756.

［76］黄永辉.幽门螺杆菌感染与复发性过敏性紫癜的关系［J］.中国实用医药，2017，12（13）：14-16.

［77］王燕春，胡雪金.幽门螺杆菌感染与过敏性紫癜的相关性分析［J］.医学理论与实践，2016，29（23）：3247-3249.

［78］Franchini M，Plebani M，Montagnana M，et al. Pathogenesis，laboratory，and clinical characteristics of Helicobacter pylori-associated immune thrombocytopenic purpura［J］. Adv Clin Chem，2010，52：131-144.

［79］Gasbarrini G，Racco S，Franceschi F，et al. Helicobacter

pylori infection: from gastric to systemic disease ［J］.
Recenti Prog Med, 2010, 101（1）: 27-33.

［80］王燕春，胡雪金.序贯疗法抗幽门螺杆菌对小儿过敏性紫
癜腹型的疗效观察［J］.医学理论与实践,2016,29（24）:
3378-3379.

［81］陈晋广，杨志波.儿童过敏性紫癜患者血中幽门螺杆菌抗
体的检测［J］.临床皮肤科杂志, 2006, 35（1）: 11.

［82］李燕林，王永清，朱迪卿，等.抗幽门螺杆菌治疗儿童腹
型过敏性紫癜的临床疗效［J］.江苏医药,2015,41（20）:
2415-2416.

［83］李桂水，杨敏京，边连朵，等.抗幽门螺杆菌治疗在特发
性血小板减少性紫癜治疗中的临床意义［J］.医药导报,
2016, 35（S1）: 15-16.

［84］马茉莉.幽门螺杆菌感染与特发性血小板减少性紫癜发病
与转归的关系［J］.中国实用医药, 2016, 11（9）: 5-7.

［85］Kuwana M. Helicobacter pylori-associated immune
thrombocytopenia: clinical features and pathogenic
mechanisms［J］. World J Gastroenterol, 2014, 20（3）:
714-723.

［86］Yasunaga K. Idiopathic thrombocytopenic purpura［J］.
Nihon Rinsho Japanese Journal of Clinical Medicine, 1974,
22（12）: 3448.

［87］Cheng Y S, Kuang L P, Zhuang C L, et al. Effects of
cytotoxin-associated gene A（CagA）positive Helicobacter
pylori infection on anti-platelet glycoprotein antibody
producing B cells in patients with primary idiopathic
thrombocytopenic purpura（ITP）［J］. Pak J Med Sci,
2015, 31（1）: 121-126.

［88］Yamanishi S, Iizumi T, Watanabe E, et al. Implications

for induction of autoimmunity via activation of B-1 cells by Helicobacter pylori urease［J］. Infect Immun, 2006, 74（1）: 248-256.

［89］柳贵梅，周雪莲. 幽门螺杆菌感染与类风湿性关节炎的关系［J］. 河北医药，2011, 33（16）: 2482.

［90］Otasevic L, Zlatanovic G, Stanojevic-Paovic A, et al. Helicobacter pylori: An Underestimated Factor in Acute Anterior Uveitis and Spondyloarthropathies?［J］. Ophthalmologica, 2006, 221（1）: 6-13.

［91］Showji Y, Nozawa R, Sato K, et al. Seroprevalence of Helicobacter pylori infection in patients with connective tissue diseases［J］. Microbiol Immunol, 1996, 40（7）: 499-503.

［92］高文，胡伏莲. 幽门螺杆菌感染与胃肠道外疾病［J］. 中国医刊，2007, 42（2）: 22-24.

［93］Farina G, Rosato E, Francia C, et al. High incidence of Helicobacter pylori infection in patients with systemic sclerosis: association with Sicca Syndrome［J］. Int J Immunopathol Pharmacol, 2001, 14（2）: 81-85.

［94］汪茂荣，姚平，陈碧玲. 幽门螺杆菌感染与自身免疫性甲状腺炎的相关性研究［J］. 中华医院感染学杂志，2015, 25（9）: 1984-1986.

［95］Taye B, Enquselassie F, Tsegaye A, et al. Is Helicobacter Pylori infection inversely associated with atopy? A systematic review and meta-analysis［J］. Clin Exp Allergy, 2015, 45（5）: 882-890.

［96］Jorgensen AR, Egeberg A, Gideonsson R, et al. Rosacea is associated with Helicobacter pylori: a systematic review and meta-analysis［J］. J Eur Acad Dermatol Venereol, 2017,

31（12）：2010-2015.

［97］潘平.幽门螺杆菌感染引起皮肤病的诊断及治疗［J］.实用医技杂志，2008，15（33）：4839.

［98］Hernando-Harder AC，Booken N，Goerdt S，et al. Helicobacter pylori infection and dermatologic diseases［J］. EUROPEAN JOURNAL OF DERMATOLOGY，2009，19（5）：431-444.

［99］Shabrawy RM，Gharib K. Helicobacter pylori Infection as a Risk Factor in Patients Suffering from Food Allergy and Urticaria［J］.Egypt J Immunol，2016，23（1）：67-75.

［100］马新华，陈仕胜，金宛宛.幽门螺杆菌感染对寻常痤疮的影响分析［J］.中华医院感染学杂志，2014，24（4）：924-925.

［101］袁伟，巩晓兴，武琴，等.幽门螺杆菌感染与寻常痤疮的相关性研究［J］.中国疗养医学，2011，20（5）：444-445.

［102］Tan J，Berg M. Rosacea：current state of epidemiology［J］. J Am Acad Dermatol，2013，69（6 Suppl1）：S27-S35.

［103］Moretti E，Figura N，Collodel G，et al. Can Helicobacter pylori infection influence human reproduction?［J］.World J Gastroenterol，2014，20（19）：5567-5574.

［104］齐小秋.第三次全国口腔健康流行病学调查报告［M］.北京：人民卫生出版社，2008.

［105］万娉娉，李捷，祖宝宏.中医胃病辨证与幽门螺杆菌，胃黏膜及舌苔脉象的相关性观察［J］.光明中医，2012，27（10）：1985-1987.

［106］陈瑶，刘庆义，叶晖，等.幽门螺杆菌相关性胃病中医证型2及证候要素演变规律的多中心研究［J］.现代中医临床，2015，22（2）：12-16.

［107］陈瑶，张学智，成虹.幽门螺杆菌感染诊疗中存在的问题与对策探讨［J］.医学争鸣，2015，6（1）：48-52.

［108］陈瑶，张学智.张学智教授治疗慢性萎缩性胃炎经验［J］.时珍国医国药，2015，26（6）：1502-1503.

［109］Sipponen P. Natural history of gastritis and its relationship to peptic ulcer disease［J］. Digestion，1992，51（Suppl. 1）：70-75.

［110］Moayyedi P，Forman D，Braunholtz D，et al. The proportion of upper gastrointestinal symptoms in the community associated with Helicobacter pylori，lifestyle factors，and nonsteroidal anti-inflammatory drugs［J］. The American journal of gastroenterology，2000，95（6）：1448-1455.

［111］Sugano K.Screening of gastric cancer in Asia［J］.Best practice & research Clinical gastroenterology，2015，29（6）：895-905.

［112］Wenzhen Y，Yumin L，Kehu Y，et al. Iron deficiency anemia in Helicobacter pylori infection：meta-analysis of randomized controlled trials［J］. Scandinavian journal of gastroenterology，2010，45（6）：665-676.

［113］Queiroz DMM，Harris PR，Sanderson IR，et al. Iron status and Helicobacter pylori infection in symptomatic children：an international multi-centered study［J］. PLoS One，2013，8（7）：e68833.

［114］Goddard AF，James MW，McIntyre AS，et al.Guidelines for the management of iron deficiency anaemia［J］. Gut，2011，60（10）：1309-1316.

［115］Stasi R，Sarpatwari A，Segal JB，et al. Effects of eradication of Helicobacter pylori infection in patients with

参考文献

immune thrombocytopenic purpura：a systematic review［J］. Blood，2009，13（6）：1231-1240.

［116］Russo G，Miraglia V，Branciforte F，et al. Effect of eradication of Helicobacter pylori in children with chronic immune thrombocytopenia：a prospective，controlled，multicenter study［J］. Pediatric blood & cancer，2011，56（2）：273-278.

［117］Leja M，Axon A，Brenner H. Epidemiology of Helicobacter pylori infection［J］. Helicobacter，2016，21：3-7.

［118］Van der Hulst RWM，Tytgat GNJ. Helicobacter pylori and peptic ulcer disease［J］. Scandinavian Journal of Gastroenterology，1996，31（sup220）：10-18.

［119］Gisbert JP，Calvet X，Cosme A，et al. Long-term follow-up of 1000 patients cured of Helicobacter pylori infection following an episode of peptic ulcer bleeding［J］. The American journal of gastroenterology，2012，107（8）：1197-1204.

［120］Asaka M，Sugiyama T，Nobuta A，et al. Atrophic gastritis and intestinal metaplasia in Japan：results of a large multicenter study［J］. Helicobacter，2001，6（4）：294-299.

［121］Rhead JL，Letley DP，Mohammadi M，et al. A new Helicobacter pylori vacuolating cytotoxin determinant，the intermediate region，is associated with gastric cancer［J］. Gastroenterology，2007，133（3）：926-936.

［122］孔令丰. 尿素［^{14}C］呼气试验辐射影响评价［J］. 中国医疗前沿，2010，5（3）：3.

［123］段丽萍，段晓文，叶嗣懋，等.^{13}C—尿素呼气试验对幽

门螺杆菌密度及胃黏膜炎症的判断价值［J］.中华内科杂志，1999（12）：31-33.

［124］张丽颖，李振华，李保双，等.¹³C—尿素呼气试验定量值与胃黏膜病变程度的相关性［J］.世界华人消化杂志，2013，21（2）：177-181.

［125］胡纪文，马东礼.免疫印迹法检测血清幽门螺杆菌抗体的应用价值［J］.热带医学杂志，2013，13（8）：952-953.

［126］Razavi A，Bagheri N，Azadegan-DehkordiF，et al.Comparative Immune Response in Children and Adults with H. pylori Infection［J］.J Immunol Res，2015，2015：315957.

［127］Malaty HM，Graham DY，Wattigney WA，et al. Natural history of Helicobacter pylori infection in children：12-year follow-up cohort study in a biracial community［J］.Clin Infect Dis，1999，28（2）：279-282.

［128］Sivapalasingam S，Rajasingham A，Macy JT，et al. Recurrence of Helicobacter pylori infection in Bolivian children and adults after a population-based "screen and treat" strategy［J］.Helicobacter，2014，19（5）：343-348.

［129］Vanderpas J，Bontems P，MiendjeDeyi VY，et al. Follow-up of Helicobacter pylori infection in children over two decades（1988-2007）：persistence，relapse and acquisition rates［J］.Epidemiol Infect，2014，142（4）：767-775.

［130］Pilotto A，Franceschi M，Leandro G，et al. Noninvasive diagnosis of Helicobacter pylori infection in older subjects：comparison of the 13C-urea breath test with serology［J］.The Journals of Gerontology Series A：Biological Sciences and Medical Sciences，2000，55（3）：M163-M167.

［131］Pilotto A，Di Mario F，Franceschi M，et al. Cure of Helicobacter pylori infection in the elderly：effects of eradication on gastritis and serological markers［J］. Alimentary pharmacology & therapeutics，1996，10（6）：1021-1027.

［132］罗祖媚.健康体检者消化道症状与幽门螺旋杆菌感染的相关性分析［J］.现代医院，2012，12（1）：50-51.

［133］PILOTTO A，FRANCESCHI M. Helicobacter pylori infection in older people［J］. World Journal of Gastroenterology：WJG，Baishideng Publishing Group Inc，2014，20（21）：6364.

［134］杨理伟.非甾体类抗炎药和幽门螺杆菌与消化性溃疡发病关系的临床探讨［J］.心血管病防治知识（学术版），2013（8）：80-81.

［135］中华医学会儿科学分会消化学组，《中华儿科杂志》编辑委员会.儿童幽门螺杆菌感染诊治专家共识［J］.中华儿科杂志，2015，53（7）：496-498.

［136］中华医学会消化病学分会幽门螺杆菌和消化性溃疡学组，全国幽门螺杆菌研究协作组.第五次全国幽门螺杆菌感染处理共识报告［J］.中华消化杂志，2017，37（6）：364-378.

［137］胡伏莲.幽门螺杆菌感染的流行病学［J］.中国医刊，2007，42（2）：17-18.

［138］邝玉，杨远，李婉宜，等.幽门螺杆菌体外培养影响因素探讨［J］.中国病原生物学杂志，2013，8（7）：595-597.

［139］王孟宏，尹伟，胡德渝，等.刷牙后不同存放条件下牙刷的细菌学检测［J］.实用口腔医学杂志，2010，26（6）：

782-784.

［140］高光琦，陆云，刘兴党，等.吸烟对幽门螺旋杆菌感染影响［J］.世界临床医学，2015，9（4）：108.

［141］曲宝戈，潘锦敦，王中东，等.幽门螺杆菌感染者长期饮酒时 PGE2 与胃癌相关病变的关系［J］.胃肠病学和肝病学杂志，2012，21（5）：403-405.

［142］张晨宇，王克霞.饮食因素对幽门螺旋杆菌感染防治的研究进展［J］.中国热带医学，2007，7（8）：1450-1452.

［143］郑浩，姚火春.PCR 法检测猪胃内的螺杆菌［J］.中国人兽共患病学报，2004，20（11）：983-986.

［144］Handt LK，Fox JG，Dewhirst FE，et al. Helicobacter pylori isolated from the domestic cat: public health implications［J］.Infection and immunity，1994，62（6）：2367-2374.

［145］杨万刚，李学锋.幽门螺杆菌的流行病学研究综述［J］.吉首大学学报（自然科学版），2005，26（4）：99-102.

［146］杜鹃，谢峻，郑颖城，等.《抗生素耐药：全球监测报告2014》解读与反思［J］.华南国防医学杂志，2014，28（8）：814-817.

［147］Gao W，Cheng H，Hu F，et al. The evolution of Helicobacter pylori antibiotics resistance over 10 years in Beijing，China［J］.Helicobacter，2010，15（5）：460-466.

［148］Sun QJ，Liang X，Zheng Q，et al. Resistance of Helicobacter pylori to antibiotics from 2000 to 2009 in Shanghai［J］.World journal of gastroenterology：WJG，2010，16（40）：5118-5121.

［149］刘文忠.根除幽门螺杆菌预防胃癌：希望和困惑［J］.

胃肠病学，2015，20（1）：2-4.

[150] 周丽雅，林三仁，丁士刚，等.根除幽门螺杆菌对胃癌患病率及胃黏膜组织学变化的八年随访研究［J］.中华消化杂志，2005，25（6）：324-327.

[151] 陆华.卫生部公布的87种药食同源品种的药性和食性与五行分类研究［J］.光明中医，2013，28（7）：1493-1494.

[152] 张霖.中药抗幽门螺旋杆菌研究进展［J］.中西医结合研究，2015，7（2）：106-108.